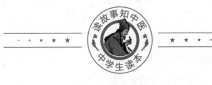

# 家有小郎中

U0308801

主 编　张　明　朱爱松

编 委　（以姓氏笔画为序）

马恰恰　尹　艳　朱可奇　孙贵香　李燕平

何光宏　张文安　陈实成　项凤梅　贾军峰

郭海英　商洪涛　韩冠先　魏联杰

全国百佳图书出版单位
中国中医药出版社
·北　京·

**图书在版编目（CIP）数据**

家有小郎中 / 张明，朱爱松主编 .—北京：中国中医药出版社，2018.1（2023.8重印）

（读故事知中医·中学生读本）

ISBN 978 – 7 – 5132 – 4529 – 6

Ⅰ . ①家…　Ⅱ . ①张…②朱…　Ⅲ . ①中医学 – 青少年读物　Ⅳ . ① R2–49

中国版本图书馆 CIP 数据核字（2017）第 250904 号

---

**中国中医药出版社出版**

北京经济技术开发区科创十三街 31 号院二区 8 号楼

邮政编码　100176

传真　010-64405721

保定市西城胶印有限公司印刷

各地新华书店经销

开本　880×1230　1/32　印张 6.25　字数 90 千字

2018 年 1 月第 1 版　2023 年 8 月第 2 次印刷

书号　ISBN 978 – 7 – 5132 – 4529 – 6

定价　26.00 元

网址　www.cptcm.com

**服 务 热 线　010-64405510**

**购 书 热 线　010-89535836**

**维 权 打 假　010-64405753**

**微信服务号　zgzyycbs**

**微商城网址　https://kdt.im/LIdUGr**

**官 方 微 博　http://e.weibo.com/cptcm**

**天猫旗舰店网址　https://zgzyycbs.tmall.com**

# 《读故事知中医·中学生读本》
# 丛书编委会

**主　审**　孙光荣　王国辰

**总主编**　何清湖

**编　委**（以姓氏笔画为序）

| | | | | |
|---|---|---|---|---|
| 于国泳 | 马　波 | 马恰怡 | 王　凡 | 王　洪 |
| 王　健 | 王文举 | 王伟明 | 王国玮 | 王绍洁 |
| 王路林 | 王锡民 | 尹　艳 | 巴元明 | 邓玉萍 |
| 邓旭光 | 艾　静 | 付中原 | 江顺奎 | 冯国湘 |
| 朱　吉 | 朱　林 | 朱　嵘 | 朱可奇 | 朱冬胜 |
| 朱爱松 | 刘文华 | 刘百祥 | 刘振权 | 刘喜德 |
| 刘富林 | 江国荣 | 汤　军 | 许雄伟 | 孙相如 |
| 孙贵香 | 杜东玲 | 李　昊 | 李　莉 | 李伟伟 |
| 李劲松 | 李晓屏 | 李铁浪 | 李新华 | 李燕平 |
| 杨法根 | 杨俊丽 | 肖　伟 | 肖丽春 | 吴　节 |

| | | | | |
|---|---|---|---|---|
| 吴天敏 | 吴若飞 | 吴素玲 | 邱建文 | 何光宏 |
| 何渝煦 | 余茜 | 余尚贞 | 谷井文 | 汪栋材 |
| 沈红权 | 迟莉丽 | 张红 | 张明 | 张晋 |
| 张文安 | 张立祥 | 张若平 | 张松兴 | 张树峰 |
| 张晓天 | 张晓阳 | 张冀东 | 陆敏 | 陈洪 |
| 陈燕 | 陈运中 | 陈其华 | 陈实成 | 陈筱云 |
| 武忠 | 范恒 | 范慧敏 | 林晓洁 | 林嬿钊 |
| 欧江琴 | 周大勇 | 郑心 | 练建红 | 项凤梅 |
| 赵红 | 赵红兵 | 胡真 | 柳静 | 闻新丽 |
| 姜丽娟 | 姜劲挺 | 袁斌 | 贾杨 | 贾军峰 |
| 贾跃进 | 顾军花 | 倪京丽 | 徐红 | 凌江红 |
| 高昌杰 | 郭红 | 郭健 | 郭文海 | 郭艳幸 |
| 郭海英 | 郭蓉娟 | 黄谷 | 黄彬 | 黄飞华 |
| 黄金元 | 曹淼 | 龚少愚 | 崔瑛 | 麻春杰 |
| 商洪涛 | 梁永林 | 梁兴伦 | 彭进 | 彭锐 |
| 彭玉清 | 董波 | 董健强 | 蒋茂剑 | 韩平 |
| 韩春勇 | 韩冠先 | 谢胜 | 谢沛霖 | 熊振芳 |
| 樊东升 | 德格吉日呼 | 潘跃红 | 霍莉莉 | |
| 戴淑青 | 魏一苇 | 魏孟玲 | 魏联杰 | |

# 前　言

中医药是我国宝贵的文化遗产，是打开中华文明宝库的金钥匙。它既是致力于防病治病的医学科学，又是充分体现中国传统人文哲学思想的文化瑰宝。中医药的两大特色是整体观念和辨证论治，强调天人合一，形神合一，藏象合一，其所提出的"治未病"等防病治病的理念更是越来越受到国内外的重视。进一步传承、保护、弘扬和发展中医药，使更多当代学生了解、认可和传播中医药，使中医药随着时代发展永葆生机，这不仅对于中华文化的传承、繁荣以及中华民族的伟大复兴具有极为重要的意义，更是我们每一位中医人的责任。

身心健康和体魄强健是青少年成长学习、实现梦想以及为祖国和人民服务的基本前提。青少年拥有健康的体魄，民族就有兴旺的源泉，国家发展就有强盛的根基。但是，目前学校、社会对于学生的健康教育和思想教育的重视程度还有待进一步提高。中医药作为中国传统文化的重要载体，对于传授医药健康知识、提升青少年传统文化素养等具有重要的意义。然而，值得指出的是，由于社会环境观念的转变，当代青少年接触中国传统医药学较少，对中医药文化知识缺乏了解，甚至由于目前市场上出现的一些良莠不齐的中医药宣传读物而导致他们对中国传统医学产生误解。正是在这样的背景下，我们编纂《读故事知中医·中学生读本》系列丛书，希望能使更多的青少年了解中医药，喜爱中医药，传承中医药，传播中医药，同时通过学习这些中医药小知识提高自己对于健康和疾病的认识，进一步强壮青少年一代的身体素质。

本系列丛书立足于向青少年传播中医药知识和文化，通过生动讲述一篇篇精挑细选的中医古文经典，追随古代医家的行医历程，能够让青少年感受华佗、张仲景等名家大医救死扶伤、拯济天下苍生的医德精神；通过细致讲述一则则关于中草药的美丽传说，介绍各地盛产的道地中药，能够让青少年领略祖国山河的富饶辽阔和中药的多姿多彩；通过深入浅出地介绍一个个常见疾病，分析如何运用中医药治疗感冒、发烧、青春痘、肥胖症等，能够让青少年对中医有系统的了解，掌握一些防治疾病的中医药基础知识。

愿本丛书能帮助诸位同学丰富阅历，开阔眼界，健康身心，茁壮成长！能帮助中医学走进校园，走近青少年，走入千家万户！

何清湖

2017 年 9 月 1 日

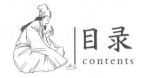

目录
contents

## 89 第三章　小小穴位显神奇

## 121 第四章　祛痘排毒更美丽

155　第五章　减压除烦考试好

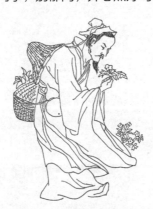

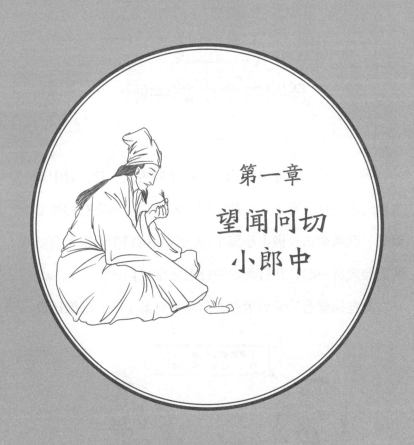

第一章

望闻问切
小郎中

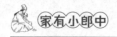
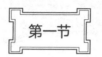

## 第一节

# 开始做个小郎中吧

看完了中医的基础知识，又读了医古文文章，对中华大地道地药材又有了一定的了解。同学们是不是有种摩拳擦掌、跃跃欲试，做个小郎中的感觉？请同学们跟着我们编委会成员一起，开启美妙的行医之旅吧！

有些同学会感觉到紧张，这就要开始了吗？好像还没

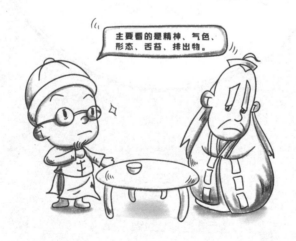

有准备好啊！其实不用。中医讲究辨证论治。但是，有很多非常常见、比较基础的疾病用一些特定的方法就可以解决。就好像同学们做习题熟了，直接就可以得出答案一样。

在咱们这本书里面，我们就生活中经常碰到的一些常见不适，提供了对应的调治方法。比如说常见的感冒中医有什么小妙招？比如脸上长痘痘怎么办？比如胃里有寒怎么祛？当然，对有些疾病我们还提供了一些穴位按摩的方法。穴位按摩是中医的一大特色，按的时候同学们会感觉酸麻胀痛，但是按完以后马上会感觉非常舒服。

其实，本书的编委里面，有一位编委虽然是一名很有名的中医大夫，但是她说，她的医学知识来源于自己的妈妈，一个地地道道的农民。为什么呢？原来，她小时候家里特别穷，不像现在，生活条件这么好。这位大夫的妈妈虽然是位农民，但是认识很多中草药，也知道一些小验方，家里人有个感冒发烧、肚胀腹泻等等，从来都没有找医生看过，都是自己找点食材或者药材，两三天就给调理好了。她记得小时候有一次，不知道什么原因拉肚子，妈妈到村头的树上摘了颗石榴，把石榴皮剥下来熬成水，给她洗了两次脚，她的腹泻就止住了，这让她印象非常深刻。她学医以后才知道，石榴皮确实是有涩肠止泻的作用。后来，这位编委的妈妈年龄大了，有一次生大病住院了，村子里面的人都很惊奇，说："印象里你家人从没生过病，你母亲生病住院真是让人吃惊。"这位编委也正是受妈妈的熏陶，才走上从医的道路的。

那也有同学会问，如果方子用错了会不会出问题？这个也不用担心。这本书里，我们提供的方子里大多都是药食两用的食材，像葱白、生姜、茴香等，都是经常作为食物使用的，非常安全。

有些同学喜欢看魔术揭秘，看完以后会大呼，"原来其中的原理这么简单"。我们当小郎中也是如此，不要觉得很神秘。其实当你下决心来捅破这层面纱以后，也会说："原来入门并不难。"

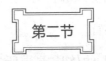

# 第二节

# 你知道体质吗

让我们从简到难，先来了解一下我们的体质。

身体是非常奇妙的！为什么在相同的环境下，每个人的状态表现各不相同？比如说，夏天的时候，都在一个教室里学习，有些同学会出汗烦躁，而有些人却毫无影响。冬天到了，有些同学会感冒，有些同学则不会。甚至，同

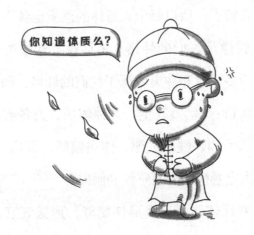

一种病邪侵犯到不同人的身体上，所表现出的症状也各不相同。比如同样是感受风邪，有些人患的是风热感冒，有些人患的却是风寒感冒。

这是因为每个人的体质差异所造成的。"体"，指身体，"质"为性质、本质。所谓体质，就是机体因为脏腑、经络、气血、阴阳等的盛衰偏颇而形成的素质特征。体质现象是人类生命活动的一种重要表现形式，是指人体生命过程中，在先天禀赋和后天获得的基础上所形成的形态结构、生理功能和心理状态方面综合的、相对稳定的固有特质。

世间没有一模一样的人。每个人的脏腑、经络、气血、阴阳都各有特点，所以每个人身体的性质也各不相同。

体质就像是人们的性格。俗话说"性格决定命运"，生活中的诸多矛盾和冲突皆源于我们的性格，而体质也是这样。中医讲："亿万苍生，九种体质，人各有质，体病相关；体质平和，健康之源，体质偏颇，百病之因。"不同的体质决定着疾病的易感性和倾向性。

比如寒性体质者，多形体肥胖，形盛气衰，容易疲劳，精神不振，多汗，多痰，小便清长，大便多溏，畏寒怕冷，肢冷体凉，喜食热物等。热性体质者，多形体消瘦，易于激动，小便短少或黄，大便干燥或秘结，畏热喜凉，五心烦热或日晡微热，喜食冷物或冷饮。

中医上有个词叫"同气相求"，体质与疾病的关系就是如此，如果身体体质和病邪性质相类同，它们就特别容易玩到一块，擦出"爱的火花"。

此外，了解体质后还可以指导我们了解自己的身体。

比如，你看到一个人，脸部和鼻尖总是油光锃亮，还容易生粉刺、疮疖，一开口就能闻到异味，那他就是湿热体质。像这种体质的人，身体易化湿生热，这是身体的缺陷和弱点，平常就应该注意，多吃绿豆、空心菜、苋菜、芹菜、黄瓜、冬瓜、藕、西瓜等甘寒、甘平的食物，不要熬夜或过于劳累，要多做中长跑、游泳、爬山等运动，这样可以有效避开湿邪。

再比如《红楼梦》中多愁善感的林妹妹，性格忧郁脆弱，肝气容易郁滞，此时正确的做法就是多吃金橘、山楂、话梅等行气、解郁的食物，多参加户外、集体活动，

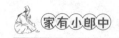 

让自己保持好的心情，不要钻牛角尖。但她却并没有这样做，还是哭哭啼啼，结果早早就香消玉殒。

正如不了解自己性格的人，难于处理人际关系一样。如果我们认不清自己的体质，就会令我们在治疗、预防、养生方面，走许多冤枉路。中医体质辨识，即以人的体质为认知对象，从体质状态及不同体质分类的特性，把握其健康与疾病的整体要素与个体差异的手段，从而制定防治原则，选择相应的治疗、预防、养生方法，进行"因人制宜"的干预，这是中医药的优势，也是中医药的特色。

# 看看自己或者家人属于哪种体质

现在，父母在养育孩子的时候，通常会有不自觉矫正孩子性格的行为。比如当了解到孩子性格内向的时候，就有意识地让他去多和别人交流；当注意到孩子性格自私的时候，就多教导他学会分享。这些行为的目的都是让孩子在性格上比较健全，能够更好地融入社会。

而体质就如同"性格"，决定着对疾病某一方面的易受性，我们也可以将这种易受性理解为"缺陷"。有缺陷就需要矫正，搞清楚自己属于哪种体质，就可以通过研究不同体质类型与疾病的关系，从改善体质入手，为改善患病个体的病理状态提供条件。

"亿万苍生，九种体质"。体质的形成受先天、年龄、性别、精神状态、生活及饮食条件、地理环境、疾病、体

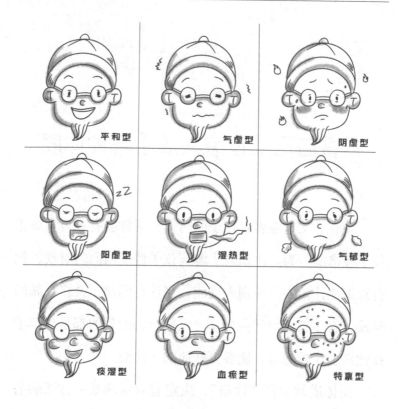

平和型　气虚型　阴虚型

阳虚型　湿热型　气郁型

痰湿型　血瘀型　特禀型

育锻炼、社会等众多因素的影响。总的来说，中医将体质分为平和型、气虚型、阴虚型、阳虚型、湿热型、气郁型、痰湿型、血瘀型、特禀型九种类型。

说到这里，同学们肯定会非常想知道，自己属于哪种体质。那这些体质各自呈现出什么样的特点呢？下面就简单介绍一下，方便我们对号入座。

## 平和型

面色红润，精神充沛，饮食正常，睡眠好，二便通畅，性格开朗，社会和自然适应能力强，此为典型的平和体质。平和体质是比较理想的体质类型，就是各方面都比较好，对疾病没有明显的易受性，只要生活中采取中庸之道，正常饮食，经常锻炼就可以健健康康。

## 气虚型

面色苍白，萎靡不振，说话没劲，经常出虚汗，容易呼吸短促，疲乏无力，没有食欲，这就是气虚体质。气虚体质的人一般性格内向，情绪不够稳定，比较胆小，做事不爱冒险，由于正气虚弱，所以容易得病，而且得了病还不容易康复，这种人也就是生活中俗称的"药罐子"。

## 阴虚型

正所谓"阴平阳秘，精神乃治"。人体最理想的状态就是阴阳平衡，当身体阴虚的时候，阳气就相对亢盛，身

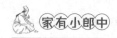 

体就产生内热。所以如果一个人怕热，经常感到手脚心发热，面颊潮红或偏红，皮肤干燥，口干舌燥，容易失眠，经常大便干结，那就是阴虚体质。阴虚体质的人性格上比较外向好动，且容易急躁。

## 阳虚型

阳气对人体有推动、温煦的作用，阳虚体质的人，阳气经常处于衰弱状态，所以平日比常人怕凉喜暖，容易手脚冰凉，喜吃热食，睡眠偏多，经常拉肚子。比较明显的特点是，夏天的时候，即便再热，也不能在空调房间里待太长时间，性格多沉静、内向，不爱说话。

## 湿热型

湿热体质的人，在身体各个方面都表现为"湿"和"热"。比如面部和鼻尖总是油光发亮，肌肤黏滞，易生体臭。身体易生痤疮、粉刺，身重困倦，大便黏滞不爽。经常感到口苦、口臭，身体腹部沟、腋窝处总是潮湿多汗。湿热体质的人性格多急躁易怒。

## 气郁型

气郁体质的人多烦闷不畅，善叹息、嗳气呃逆，咽部有异物感，或乳房胀痛，痛经，易抑郁，失眠，易惊等。"不舒"是气郁体质的主要特点，这种特点还反映在生活的各个方面，遇事易纠结，北京话叫"拧巴"。性格上表现为忧郁脆弱、闷闷不乐、多愁善感，《红楼梦》中的林妹妹就是气郁体质的代表。

## 痰湿型

痰湿体质的人群可以用一个词形容，就是"心宽体胖"。此类人腹部松软肥胖，面部皮肤油脂较多，汗多且黏，胸闷困倦，眼睛浮肿，喜食肥甘黏腻之物，易腹泻，性格温和稳重，善于忍耐。

## 血瘀型

血瘀体质最主要的特点就是体内气血运行不畅，所以表现为面色晦暗，皮肤粗糙，呈褐色，色素沉着，或有紫

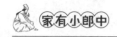

斑，口唇暗淡，舌质青紫或有瘀点；容易烦躁，记忆力也不太好，容易健忘。而且中医有句话叫"不通则痛"，所以血瘀体质的人还常常出现身体疼痛、牙龈出血的症状。

## 特禀型

特禀体质也就是我们常说的过敏性体质，生活中很多人对不同的物质有过敏现象，比如花粉过敏、药物过敏、螨虫过敏等，都属于特禀体质的特点。特禀体质多因遗传所致，从中医上讲，就是肾气不足，营卫不固，容易引发过敏。

将九种体质概括一下，就是：平和型较正常，气虚型常无力，阴虚型最怕热，阳虚型最怕冷，湿热型爱出油，气郁型爱失眠，痰湿型易肥胖，血瘀型易健忘，特禀型会过敏。大家可以对照这些特点，瞧瞧自己属于哪种体质。当然，也可以现学现卖，看看自己的父母、爷爷奶奶是什么体质，是不是很有意思呢？

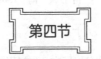

## 第四节

# 鸡内金治消化不良有奇效

张锡纯是近代中医大家,他曾创办了我国第一所中医医院,为后世培养了不少中医人才。在张锡纯身上,发生了许多有趣的医案故事,其中有一个是关于"鸡内金"的。

话说,有一次一位患者来找张锡纯,说自己胃中仿佛有硬物堵塞,已经持续了好几年,吃什么东西都没胃口。

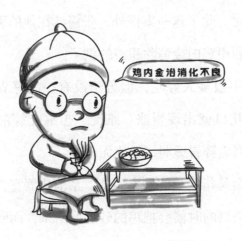

鸡内金治消化不良

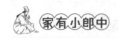

即便硬往下咽，食物也像堵在胃里下不去一样。张锡纯经过诊断，认为这是胃中有积、胃气难以下行造成的，于是开了一个十分简单的方子。

之所以简单，是因为它只有两味药，鸡内金和生酒曲，水煎服。就连患者本人也表达了疑惑，对张锡纯说："大夫，我知道您医术高明，可我这是多年不愈的疑难病，这么少的药能起效果吗？"

张锡纯摆摆手说："没问题，信我的准没错！"果真，这位患者服用了一段时间的鸡内金，胃部硬物全消了，脾胃消化功能也正常了。

鸡内金是一味可消食健脾胃的中药，张锡纯把它应用得出神入化。除了这一案例外，张锡纯在他的著作中还引述了很多利用鸡内金消除积滞的例子。

生活中很多人好吃，但苦于没有一副好胃口，见了肉，贪吃几口就出现胃胀、难受、想呕吐等消化不良症状，这是因为脾胃虚弱，运化无力。

鸡内金是指家鸡的砂囊内壁，系消化器官，用于研磨食物。在杀鸡的时候会把鸡的砂囊取出来，而砂囊上面的那一层黄色的薄膜就是鸡内金，剥下来之后洗干净可以直接入药。该品为传统中药之一，用于消化不良、遗精盗汗等症，效果极佳，故而以"金"命名。

中医有"以脏补脏"的理论。我们知道鸡的消化能力是非常强的，《医学衷中参西录》记载："鸡内金，鸡之脾胃也。中有瓷石、铜、铁皆能消化，其善化瘀积可知。"正所谓"他山之石，可以攻玉"，我们通过鸡内金正好可以帮助自身的消化。

那鸡内金该如何具体运用呢？首先，鸡内金可以直接作为食材食用，与新鲜蔬菜一同烹饪，口味绝佳。其次，如果是从药店买的晾干后的鸡内金，可以研磨成粉，直接以水冲服，也非常有效。

而善于运用鸡内金的张锡纯，也提供了几个方子，制作起来很简单，大家可以学一学。

第一个是"鸡内金饼"：生芡实6克，生鸡内金3克，白面500克，白砂糖适量，诸药研细末，和面为饼烤熟，随意食之。

如果脾胃湿寒重，表现为经常拉稀，而且粪便不成形，可以用"益脾饼"：红枣 500 克，煮熟去皮核。取枣肉 250 克，鸡内金 60 克，生白术 120 克，干姜粉 60 克；将鸡内金、白术洗净，以文火焙干，研成细末，加入干姜粉和枣肉，同捣如泥，制成小饼，放入烤箱内烘干，取出放入塑料食品袋内备用。

大枣味甘，能温补脾胃、益气养血；鸡内金甘涩性平，能健胃消食；白术补脾益气，燥湿利水。综观全方，具有补脾温中、健胃消食的功用。

聪明的人，善于吸取别人的长处，弥补自己的短处。而我们选择鸡内金治疗消化不良，就是这个道理。

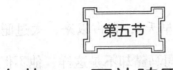

## 第五节

# 山药——平补脾胃的良药

随着电视剧《军师联盟》的热播，让很多人了解到司马懿这个人。

司马懿，是中国历史上家喻户晓的军事家、谋略家和政治家，可谓文韬武略，样样齐全。史书上说他："常

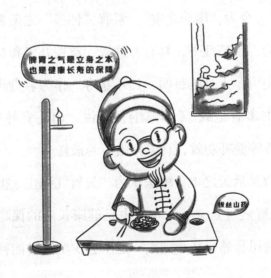

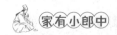 

谋国事，多出奇策。"这种美誉，送给司马懿，一点也不
为过。

俗话说"多智者早夭"，自古以来，太过聪明的人大
都得不到善终，但是司马懿却不是这样，他不但聪明，而
且长寿，史书记载他活了 72 岁，这在医疗技术并不发达
的古代已经算是长寿之人了。

究其原因，不止一种，但多少和司马懿常年食用山药
有关。司马懿的家乡在河南温县一带，而温县最有名的就
是四大怀药之一的"山药"。

怀山药是中国传统的保健佳品，在周朝时期就是"皇
室贡品"，今为"国药之宝"，素有"怀参"之美誉。中医
理论认为，山药性平，具有补脾胃、益精补气和益智等功
效，久用可令人耳聪目明，延年益寿。作为名贵药材和食
材，史书多有记载。《本草纲目》说，山药有补中益气、
强筋健脾等滋补功效，且以怀山药为最佳。

脾胃是后天之本，中医认为"失胃气则亡，得胃气则
昌"，脾胃之气是立身之本，也是健康长寿的保障。生于
怀庆府的司马懿，从小到大一定不会少吃这种能补脾胃的

"皇室贡品"——怀山药，自然也就延年益寿。

山药对于脾胃的补益作用自古就受到老百姓的广泛认可，在《红楼梦》的描写中，山药就多次出现被用来滋养身子，其中有一段：秦可卿患病到了二十日以后，一日比一日懒，又懒吃东西。经大夫诊断不是怀孕。后来，凤姐又去探望她，秦氏道："婶子回老太太、太太放心吧。昨天太太赏的那枣泥馅的山药糕，我吃了两块，倒像克化得动似的。"凤姐儿道："明日再给你送来。"

山药是食药同源的食物，吃法上简单多样。最易学的做法是熬山药粥。取一根山药，将山药去毛洗净去皮，切成3~4厘米长的小段，每日晚上做米粥时与米一起煮熟食用。

在山药的产地温县一带，还有一个比较流行的吃法，叫"拔丝山药"：取山药500克，白糖100克，青红丝10克，枸杞子10克。先将山药洗净去外皮，然后切成棱块。枸杞子洗净剁碎。制作时，锅内加入植物油，烧至六七成热的时候，将山药入油炸至内软外硬呈金黄色时捞出。随后锅内留油少许，倒入白糖，当白糖炒至糖液淡黄色出丝时，加入炸好的山药，锅内翻均匀，撒上青红丝、枸杞碎即可。

拔丝山药，甜脆香酥，软嫩香甜。由于山药的营养价值高，常食此菜能防病、抗病，延年益寿。

脾在中医五行中属"土"，土就是土地，土地是一切万物的生存根本，所以非常重要。金元时期的名医大家李东垣，非常重视养后天脾胃，他认为"百病皆由脾胃衰而生也"。因为脾胃内伤而虚弱，不能化生气血，气血不足以维持身心活动，就难以防御外邪的侵害，往往引起疾病。而山药是非常平价且易得的良药，我们一定要好好学会利用。

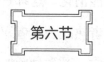

# 第六节

# 一碗热汤祛胃寒

寒邪，有收涩、凝滞的特点。中医讲"不通则痛"，当我们贪食生冷之物的时候，会感到腹痛、胃痛，这是因为寒邪侵犯脾胃，气血凝滞胃腑所致。这种现象中医称之为"胃寒"。

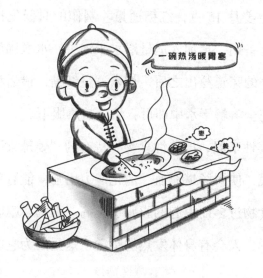

胃寒的症状表现为胃部有寒凉感，得温则症状减轻，口淡喜热饮，食物不能消化。这都是因脾阳虚和寒邪侵扰所致。根据中医"寒者热之，热者寒之"的原则，在治疗上应该遵从"温中散寒、益气健脾"的原则。在日常饮食中，可以多吃些生姜、红糖、胡椒、山药、板栗、黄芪、党参、羊肉等温热的食物。

当恰逢气温骤降，胃寒腹痛难耐的时候，可以喝一碗热汤暖暖胃，这里有三款暖胃的热汤推荐给大家。

## 生姜红糖汤

取生姜片 15 克，红糖适量。制作的时候先把生姜洗净、切片备用。再加入适量清水于锅中，水煮沸后放入姜片。待姜的味道熬出之后，加入适量红糖，最后稍微搅动至红糖完全溶解于水中即可，然后趁热服下。

生姜性辛温，属热性食物。特有的"姜辣素"能刺激胃肠黏膜，使胃肠道充血，消化能力增强，能有效地治疗吃寒凉食物过多而引起的腹胀、腹痛、腹泻、呕吐等。吃过生姜后，人会有身体发热的感觉，这是因为它能使血管扩张，血液循环加快，促使身上的毛孔张开，这样就可以把体内寒气一同带出。当人们吃了寒凉之物，受了雨淋，或在空调房间里待久后，吃生姜就能及时消除因机体寒重造成的各种不适。

红糖性温，味甘，入脾，具有益气补血、健脾暖胃、缓中止痛、活血化瘀的作用，特别适合年老体弱、大病初愈的人吃。此方具有温中散寒的功效，在气候骤降之前，喝一碗热乎乎的生姜红糖汤，对气虚、阳虚体质的人有预防感冒的作用。

## 生姜黄芪羊肉汤

取生姜、黄芪各 50 克，羊肉 250 克，食盐适量。先将生姜、黄芪、羊肉切块洗净。羊肉先煮一遍撇去浮沫。然后准备一个砂锅添上水加热，待水开后放入羊肉、生姜和黄芪，然后用文火慢炖 2 个小时，最后加入适量食盐即可食用。

黄芪甘温，善入脾胃，为补中益气之要药。羊肉能御风寒，又可补身体。李时珍在《本草纲目》中说："羊肉能暖中补虚，补中益气，开胃健身，益肾气，养肝明目，治虚劳寒冷，五劳七伤"。常吃羊肉可以抵御寒冷，还能修复胃黏膜，起到护胃的作用。本品可以用于治疗脾胃虚寒所致的畏寒反胃，身体虚弱等症。

# 白胡椒猪肚汤

取猪肚 1 个，白胡椒 10~20 克，盐适量。具体做法是先用盐搓洗猪肚的两面，再用清水洗净。用纱布包裹白胡椒，塞入猪肚内。待水煮沸后，放入猪肚，先用武火煮 20 分钟，然后再用文火煮 1 个小时，最后加入盐调味。

猪肚就是猪的胃，中医有"以脏补脏"的说法。《本草经疏》说："猪肚，为补脾之要品。脾胃得补，则中气益，利自止矣……补益脾胃，则精血自生，虚劳自愈。"故补中益气的食疗方多用之。白胡椒，性味辛、温，入胃、大肠经，温中散寒，醒脾开胃；《本草纲目》认为它"暖肠胃，除寒湿反胃、虚胀冷积"；《唐本草》说它"主下气，温中，去痰，除脏腑中风冷"。

此汤具有温中健脾、散寒止痛的作用，适用于脾胃虚寒，症见胃脘冷痛、四肢不温、形寒肢冷者食用。

对脾胃虚寒的调养还可选用鲜姜红茶，鲜姜红茶不仅有治疗胃寒的效果，对患者体质也有很大的改善作用。鲜姜发暖，红茶也是发暖之物，长期服用可以驱散体内寒气，从而使胃寒症状缓解。中医认为，"时届寒冬，人的机体生理活动处于抑制状态。养生之道，贵乎御寒保暖"，因而冬天喝茶以红茶为上品。

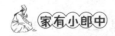 

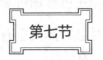

# 小小萝卜籽有大作用

先给同学们讲个有趣的故事吧！晚清时期的中国虽然积贫积弱，但这丝毫不影响当权者的奢靡浪费，其中尤以慈禧为代表。据说慈禧每天要吃四顿饭，而且每顿饭御膳房都要准备上百道菜。

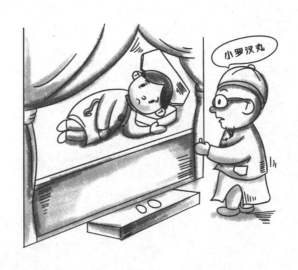

不过，传说有一年慈禧太后过生日，由于山珍海味各色精美食品吃得过多，结果病倒了。政治上一贯机敏的慈禧，这次在饮食上却失算了，生了食积。

食积日久会损伤脾胃，导致脾胃虚弱，运纳失常，复又生积，此乃因积致虚。所以食积时不能进补，滋腻的补药反而会加重脾胃负担，其结果就是越补越胀满，适得其反。

但是慈禧不理解这其中的医理，反而命令御医用上等人参煎成"独参汤"进补。这对她的病无疑是火上浇油。"独参汤"服过，不但没有使她病体好转，反而日甚一日地觉得头胀、胸闷，浑身无力，不思饮食，并且脾气暴躁，鼻孔流血。

御医们没能治好，只得张榜求医。有一位郎中看了皇榜，经过分析，心里有了数，便揭榜而去。他进宫给慈禧诊断之后，即从药箱里取了三钱莱菔子，将其研为细末，再用茶水、面粉调匀，做成药丸呈上去，美其名曰"小罗汉丸"。没想到，慈禧服了三天，竟然病好了。慈禧大喜，赐给这位郎中一个红顶子。在清代，赐红顶子也就意味着当官了，可以领朝廷俸禄了。

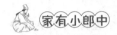 

"三钱莱菔子，换个红顶子"。这买卖绝对是赚到了，那莱菔子到底是什么珍贵的药材呢？

说出它的真实面目，我想大家一定会发笑，其实它就是萝卜的种子。萝卜是一种传统的价廉物美的蔬菜，全国各地都有。它营养丰富，味道鲜美，生吃熟吃皆可，可用来腌制咸菜，可炒着吃，可煮着吃，也可做包子馅。萝卜吃多了，会经常放屁，放屁就是排气，可见，萝卜可以顺气、消积。

《本草纲目》就记载了一个萝卜消食积胀气的故事：有人因好吃豆腐而积食，与一卖豆腐者说及此事，卖豆腐者对他说：有一次正在做豆腐，其妻误将萝卜汤滴入锅中，结果豆腐不但没做成，反而更稀了。病者由此得到启发，回家榨取萝卜汁液痛饮一顿，把豆腐积食治好了。

作为萝卜的种子，其药用价值很高。莱菔子是中医常用的化痰、行气、消积的良药。《医学衷中参西录》上就说：莱菔子，无论或生或炒，皆能顺气开郁，消胀除满，此乃顺气之品，非破气之品。

胃是储存食物的容器，如果超出了承载能力就不能消化。大家都知道沼气池吧，腐烂的东西会产生大量的气，而食积的状态下食物腐烂不化，也会形成大量的气，导致腹胀。这时就可以用莱菔子顺气消积。

这里有一个非常简便的药方：莱菔子、神曲、山楂各9克，水煎服。山楂和神曲都能消食和胃，主治饮食积滞，脘腹胀满，和莱菔子搭配对治疗食积引起的腹胀效果明显。

## 第八节

# 牙痛不是病，痛起来要人命

　　俗话说，"牙痛不是病，疼起来要人命"。严重的牙痛会令人嘴不能嚼，口不能张，常使人坐卧不宁，很多同学被一个小小的牙痛病，折磨得掉眼泪。

　　牙痛来的时候，首先要快速缓解疼痛。很多人觉得中

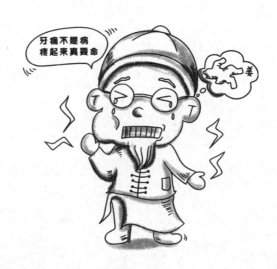

医擅长慢病，而不擅长急救，其实中医很多流传下来的经验方对付急症效果也非常不错。

如果牙痛难忍，可以用手摩擦合谷穴或用手指按摩压迫，可以减轻痛苦。合谷穴即虎口处，取穴的时候拇、食指合拢，在肌肉的最高处即是此穴。合谷穴具有通经止痛的作用，《四总穴歌》上说："面口合谷收"。意思就是面部和口腔部位的疾病都可以找合谷穴治疗。

除了按摩合谷，还可以去厨房切一块姜片，含压在疼痛点。姜是一种天然的镇痛剂和解毒剂。美国迈阿密大学最新研究发现，生姜提取物能显著缓解炎症。

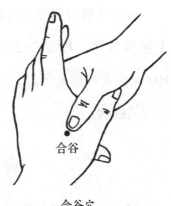

合谷

合谷穴

解决了"标"，下面就该解决"本"的问题了。中医认为牙痛是由于外感风邪、胃火炽盛、肾虚火旺等原因所致，概括起来大致有虚火牙痛、胃火牙痛、风火牙痛三个证型。

# 虚火牙痛

人体正常情况下处于阴阳平衡状态，如果身体阴虚，则阳气相对亢盛，造成虚火上炎，导致齿牙浮动。虚火牙痛的症状表现为隐隐作痛，平时程度较轻，但午后与夜间加重，常出现牙齿松动、咬东西无力的状况。一般上了年纪的爷爷奶奶和处在更年期的妇女，易出现虚火牙痛。

虚火牙痛可用滋阴益肾、降火止痛的食疗方治疗，如皮蛋腐竹粥：用皮蛋 2 个，水发腐竹 60 克，咸瘦猪肉 100 克，大米适量煲粥，连吃 2~3 天，就可以有效地缓解疼痛的症状。

# 胃火牙痛

胃火牙痛是因为平日多食辛辣肥腻的食物，导致胃中积热，胃中积热到一定程度就如同火山爆发一样，热邪循经达到口腔牙齿部位，造成疼痛。这类病症，除了牙齿剧烈疼痛外，还会出现牙龈红肿、溢脓或出血的状况。

胃火牙痛者，平常要忌食辛辣、油炸、坚硬、粗纤维食物（估计此时这些食物也吃下不了）；多吃点能够清胃泻火、凉血止痛的食物，如新鲜的蔬菜；也可用中成药黄连上清丸、三黄片等清热解毒的药物来达到祛火的目的，这些在药店里都有卖的。不想吃药的话，也可以喝一些菊花茶、金银花茶、冰糖梨水、绿豆汤之类的饮品，也能祛火止痛。

## 风火牙痛

风火牙痛多见于急性牙髓炎与根尖周炎初期，表现为疼痛感剧烈，而且是一阵一阵的，吃冷的东西时，疼痛会有所减轻，一旦接触热的东西则会加重，并导致牙龈肿胀。

对于风火牙痛，可用生地黄 12 克，麦冬 9 克，花旗参 6 克，骨碎补 15 克，金银花 9 克，以上五味药煎出的茶有清热、降火、消炎的功效，水煎后加少许盐饮用几次，牙龈、牙根便可以渐渐消肿和止痛。另外，酒和酸性食物对牙髓也会产生化学刺激，加重疼痛，所以，牙痛期间要忌酒忌酸。

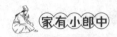 

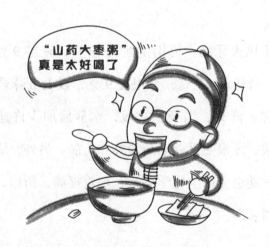

第九节

# 孩子正是长身体的时候，可不能忘了"山药大枣粥"

同学们正是长身体的时候，对食物的营养需求高。但是有的同学会出现一个非常奇怪的现象，那就是吃得挺多的，但是不长肉，也不长个儿。所以，很多妈妈会犯嘀咕："家里的好吃的都让孩子吃了，但是都吃哪儿去了？还是这么瘦小！"

其实，这种情况在中医上叫"胃强脾弱"，简单地说，胃是消化食物的，脾脏则是把胃消化食物后形成的营养物质输送到全身各处。打个比方，胃就像厂里的工人，脾就像个司机。厂里的工人非常棒，制作出了很多产品，但是司机却不够给力，不能把产品运送到需要的地方。只能消化不能吸收，这样的同学当然就吃得多不长个儿了。

如果你是这样的问题，可以自己动手做一道山药红枣粥，也可以把这道粥推荐给妈妈。

准备大米 150 克，山药 20 克，大枣 10 克。把山药洗净，去皮，切碎备用。大枣洗净。把大米洗干净，放入锅中，加水后煮粥。待粥煮熟后，放入红枣和山药，再用小火煮 15 分钟即可。

山药红枣粥日常食用均可，不用讲究摄入量，能够强胃健脾，促进消化吸收。

中医讲，常吃山药对青少年的身体非常好，因为山药是平补"脾、肺、肾"，既补后天又补先天，而且还是平补不容易上火。现代研究发现，山药含有皂苷、黏液质、胆碱、淀粉、糖类、蛋白质和氨基酸、维生素等营养成分以及多种微量元素，含量丰富，对身体非常有帮助。红枣含有多种维生素及矿物质，叶酸、泛酸、烟酸等。它有提高人体免疫力，安心宁神等作用。青少年正处在生长发育高峰期，对微量元素及维生素都有很高的需求，食用枣类食品都会有很好的食疗效果。另外，如果有的青少年经常感冒、反复生病，也可以经常吃这道粥。这道粥气血双补，既可以调补五脏，还有行气的功效，同学们可以常吃。

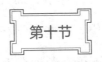

## 第十节

# 治疗烧烫伤，"蛋黄油"超级棒

青少年，对世间的万事万物都充满了好奇，看到后都想试一试。

我们编委会的成员在写一篇文章的时候，在一起聊天，有一位大夫就说，自己小时候特别喜欢拆东西，家里的收音机、小闹钟等，都是拆得光剩下零件，却组装不回

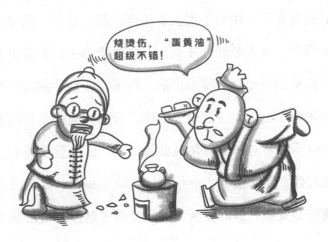

烧烫伤，"蛋黄油"超级不错！

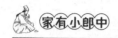

去了。

其实，这非但不是件坏事，而且还是件好事，说明青少年有了解知识的渴望。有些同学在学习或者生活中会接触到热水、热油等，不可避免地会出现烧伤、烫伤。而且，妈妈们每天下厨给我们做好吃的，也难免烧烫伤。怎么办呢？有兴趣的同学可以自己做一瓶蛋黄油。如果不小心被热水烫到了，用鸡蛋油涂抹，效果超级不错，伤口好得非常快。家里备一瓶蛋黄油，紧急时刻用得上！

蛋黄油的准备材料很简单，生鸡蛋3枚。制作方法也不难，把生鸡蛋洗净外壳，把鸡蛋放入水中煮熟。注意，鸡蛋要煮老一些，不能是溏心的。将煮熟后的鸡蛋剥壳，留下蛋黄备用。用勺子把蛋黄压碎，越碎越好。把碎蛋黄放入锅里，开火翻炒。注意，一定要用小火，如果火太大的话容易糊锅而且不容易出油。蛋黄碎在翻炒的过程中会因受热而蹦出，要注意避免烫伤。看到炒锅边上有白色泡沫的时候，就意味着有蛋黄油渗出了，胜利就在前方，但是这时候一定不能忘了继续翻炒，以免糊锅。炒的过程中鸡蛋黄会变黑，这时候蛋黄油也会越来越多。最后剩下油渣的时候就可以关火了。把蛋黄油倒出来装入小瓶备用。

蛋黄油是从鸡蛋的蛋黄中煎取的油，又称鸡子鱼、凤凰油等，是治疗轻度烫伤的良药，《千金翼方》《急救良方》《太平圣惠方》里都有用蛋黄油治疗烫伤的记载。对于小宝宝刚出生以后出现的烂屁股、红屁股、烧伤、烫伤、肛裂、鼻腔干燥、鼻前庭炎、口腔溃疡等都有特别好的治疗效果。另外，明代《本草纲目》中说，"鸡卵炒取油，和粉敷头疮"，所以它对治疗湿疹、头癣等都有非常好的效果。

再告诉同学们个秘密，蛋黄油润肤的效果也非常好，感觉脸干、皮肤干裂的时候，蘸一点蛋黄油，在脸上或者手上抹匀，皮肤马上就会变得水嫩光滑了。

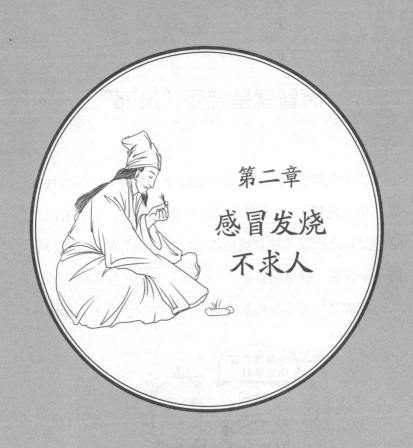

第二章

感冒发烧
不求人

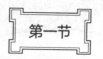

# 第一节

# 感冒就是感受"风邪"

当天气降温的时候，妈妈总会提醒我们，"多添件衣服，小心感冒"，或者是"别在外边玩太久，小心着凉"，这些父母之所以不厌其烦地细语叮咛，因为他们都在担心同一个问题，就是感冒。

感冒是一种常见疾病，当气候剧变时，由于人体内外

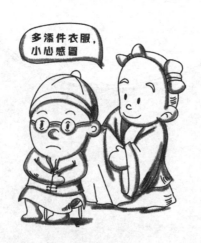

功能不能适应，邪气乘虚由皮毛、口鼻而入，从而引起一系列头痛、发烧、鼻塞、打喷嚏等症状。

感，即感受病邪的意思，提示的是疾病病因。冒，提示的是疾病的过程，即这个病是一点点冒出来的。简单的两个字，却蕴涵着中医无上的智慧，那大家知道这个词是谁"发明"的吗？

根据史料的记载，南宋的时候，一些中央级的学术机构都设有轮流值班制度，跟现在的医院、疾控中心、公安局、派出所等事业单位一样，二十四小时离不得人，晚上、节假日都安排有人值班。但是在古代，没有监控、指纹这样的考勤措施，所以这种值班制度就很松散。特别是值夜班的时候，谁都想躺在床上睡觉，所以开溜成风。

既然是开溜，就要想法编一个请假的名头，这样之后追责起来，也可以证明自己确实事出有因。于是大家约定俗成，开溜的时候在值班登记簿上均写为"肠肚不安"，意思就是我今天拉肚子上不了班了。

但是有一天一位名叫陈鹄的太学生，晚上心不甘情不愿地被安排去值班。他开溜时，偏不循例照写"肠肚不安"，却标新立异大书"感风"二字。陈鹄的行为在今天看来就是冒尖,不过他之所以发明出"感风"这个新奇用语也不是凭空捏造,而是有着一定的客观原因。

感者,受也。"感风"从字面意思上看就是,感受风邪。在古代,人们没有显微镜,自然认识不到病毒、细菌什么的,那些医家圣贤凭着哲学思维把外感病因总结为"六淫",即风、寒、暑、湿、燥、火等六种反常气候变化。人体的抵抗力就是正气,六淫就是邪气,当气候反常的时候,邪气攻击,正气防御,当正不压邪的时候就会导致疾病发生。

陈鹄在开溜时能够卖弄个小聪明,随手借来六淫之首"风",并前缀以"感",寓意感受风邪,害了外感疾病。陈鹄的新词因为释意贴切很快便流行开来,到了清代官员请假休息便多写"感冒假",冒者,透出也。意思是:本官在为该公务操劳之际,已感外淫,隐病而坚持至今,症状终于爆发,故而不得不请假将养。

中医认为,风邪为"六淫"之首,又为"百病"之长。风邪终年皆有,四季皆可伤人,而且无处不在,自然界的风、空调的风、电扇的风等，一切超越人体正气所能承受的风，都可以相对地变成邪气。

另外，风邪对于其他五种邪气来说，又容易让它们"搭车"，与风邪相合入侵人体，如风与寒相合就成风寒，与燥相合就成风燥，与热相合就成风热等。风邪就像是一个摇旗呐喊的帮凶，起到了推波助澜的作用，所以感冒在民间又多被称之为"伤风"。

由此可见，气温不稳定，变化无常的时候，父母提醒我们穿衣要以气候的变化而做出相应的调整，并不是无用的絮叨，而是于细微之处体现着对孩子的关爱和中国医学的智慧。

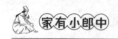 

## 第二节

# 感冒预警，这些症状要注意

感冒的"冒"字，若是仔细琢磨起来，特别有意思。冒者，透出也，在这里它其实是一个动词。大家注意没，在描写春天事物生长的时候，文学家特别喜欢用这个"冒"字。比如说"一场雨过后，春笋一点点冒出来了。"这个

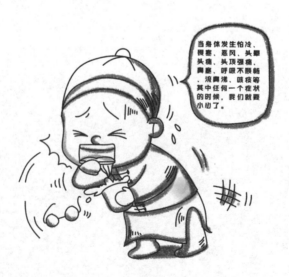

当身体发生怕冷、畏寒、恶风、头晕、头痛、头顶强痛、鼻塞、呼吸不顺畅、流鼻涕、咳痰等其中任何一个症状的时候，我们就要小心了。

冒字就特别形象地形容了春笋从破土而出，后又一点点生长的过程。

而感冒也是这样，冰冻三尺非一日之寒，就像是雨后的春笋，感冒是一点点冒出来的，是一个循序渐进、不断深入的过程。

中医讲"未病先防，已病防变"，如果我们在风邪方兴未艾之际，就果断采取措施将其扼杀在萌芽状态，就可以以最小的代价取得胜利。古代抵御外族入侵会设置烽火塔，当发现异常时就会点燃烽火，发射预警信号。而对于感冒，当出现一些预警信号时，也需要我们多留心注意。

第一，风邪有开泄的特点，具有疏通、透泄之性，当人体接触风邪后，它能够疏松我们的肌肤腠理。肌肤是人体的"衣服"，衣服松弛自然不能起到御寒、防风的功能，所以当身体出现怕冷、恶风、肌肤敏感疼痛的时候就要注意了，这是身体在给我们烽火预警。

第二，风邪为阳邪，有向上的特点。有句歌词不就是说"独自在顶峰中冷风不断地吹过"，这话外之意就是风是往上走的，高处不胜寒，位置越高的地方风头就越盛。

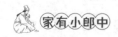 

而对于风邪致病也是这样，侵犯的时候易于伤人上部，特别是头部，比如头晕头痛、头项强痛等症状，特别是有时候头顶会有戴紧箍咒的感觉。

第三，风邪容易侵犯肺脏。肺为娇脏，但对风邪又有天生的易受性，所以特别容易受风邪影响。肺开窍于鼻，风邪犯肺，首先出现的就是鼻塞、呼吸不顺畅、流鼻涕（或者感觉有鼻涕但流不出来）；其次肺主气机的宣发与肃降，肺气失常则宣发肃降不利，继而出现咳嗽、气喘；最后，"肺为水之上源"，人体内的津液都储存在肺这个水库里，并依靠肺气往四周疏泄，如果肺气失调了，那水液自然疏泄不畅，因此感冒还会出现咯痰的症状。

当身体出现怕冷、恶风、头晕头痛、头项强痛、鼻塞、呼吸不顺畅、流鼻涕、咯痰等其中任何一个症状的时候，我们就要小心了，说明此时风邪已经摩拳擦掌准备偷袭了。作为一身之主，我们要"高筑墙，广积粮"，做好充分的准备开始迎敌，解忧患于千里之外。

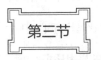

# 第三节

# 感冒需辨证，风寒风热要分清

在《三国志》中有一则关于华佗看病的事例，话说东汉战乱年间，名医华佗正走在路上，突然被两名患者拦住了去路。这两位一个叫倪寻，一个叫李延，都是衙门里的小官差，平常同在一个屋檐下工作，可能是感冒互相传染，所以同时患了头痛、发烧的病症。

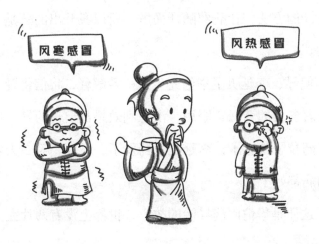

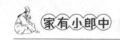

　　华佗分别为倪寻、李延诊病后，给倪寻开了大黄、芒硝等导泻的药物，给李延开了麻黄、桂枝等发汗的药物。倪寻和李延看了彼此的药方心中十分疑惑，便寻华佗说："我们二人明明得的都是相同的病，按理说同样的病可以开同样的药来治疗嘛，为何我们的药方却是截然不同的两种类型？"

　　华佗听了二人的疑问，微微一笑说："那是因为你们二人虽然病情、症状相同，但是引起疾病的原因和疾病的发展情况是不一样的。倪寻你的病是因为里实证引起的，病邪在体内，所以我用泻下的方法，让病邪从体内排出。而李延你的病是因为表实证引起的，病邪在体表，所以我用发汗的方法，让病邪随汗而解。所以我开出的药是不一样的。"

　　倪寻、李延听了华佗先生这一番解释，将信将疑，只好带着各自的药回家服用，没想到效果都出奇的好，倪寻吃了药拉了拉肚子，李延吃了药发了一下汗，第二天两个人的病都好了。

　　这便是华佗同病异治的故事，世界上没有两片完全相同的树叶，同理，世界上也没有完全相同的疾病。中医看病讲究"辨证施治"，辨就是辨别和分析，证就是疾病所表现出的一组症状的综合与归类。对感冒来讲，虽然同是打喷嚏、流鼻涕、咳嗽这些症状，但是仔细观察，这些症状并不完全相同，咳嗽声有重有轻，鼻涕色有清有黄，将这些症状综合归类后就形成了不同的感冒证型。

生活中，稍有常识的人都清楚，感冒分为风寒感冒和风热感冒两个证型，得了感冒不能一味吃药，要辨别风寒风热后再因证施治。那如何辨别所患感冒属于风寒还是风热呢？

一般来讲，风寒感冒是因为感受风寒之邪，所以在症状表现上以寒、凉特性为主。主要表现为发热怕冷，此时发热较轻，主要以怕冷为主，甚至寒战，精神倦怠，无汗或者微微汗出；鼻流清涕（症状严重时像水一样止不住地流），咳嗽，吐清稀、色白的痰，咽喉发痒，无红肿现象，口不渴或者口渴喜热饮；小便淡白，食欲不好；舌头、舌苔的颜色薄白。

风热感冒是因为外感风热之邪，所以在症状表现上以温、热特性为主。主要表现为发热重、恶寒轻，有汗；鼻塞，流黄脓色的鼻涕；咽喉红肿、疼痛、充血；口渴喜冷饮；咳嗽声重，多痰，且痰呈现黏、黄的特征；小便赤黄，大便不畅（也可能表现为腹泻，腹泻时大便气味多酸臭）；舌头、舌苔的颜色偏红，特别是舌尖两边表现最为明显。

根据中医"热者寒之，寒者热之"的治疗法则，对于风寒感冒，治疗上需要疏风散寒，宣肺解表，宜用辛温解表的药物，如防风通圣散、荆防败毒散、感冒软胶囊，风寒感冒冲剂、小儿清感灵片等。

对于风热感冒，治疗需要疏风清热，宣肺解表。宜用辛凉解表的药物，如维C银翘片、银翘散、桑菊感冒片、板蓝根冲剂、小儿清咽冲剂、风热感冒冲剂、感冒退热冲剂、清热解毒口服液、双黄连口服液等。

这些相对应的药物，都是千百年流传下来或经过现代工艺改良的中成药，正规药店均有出售，而且疗效已经是经过千锤百炼，只要大家辨别出风寒还是风热，再选用对证的药物就可以起到治疗效果。

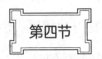

## 学会桂枝汤，风寒感冒无处藏

有人说"看一个中医有没有水平，就看治感冒"，此话一点也不假。

在西方医学的观念里，感冒是一种鼻咽部的急性病毒感染，即西医所谓的上呼吸道感染。而中医对感冒病因的探讨，就比较全面且多样化。

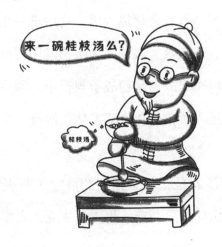

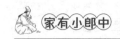

这是因为，中医认为同一疾病在不同人体、地点、时间上表现各不相同，比如你在北京这种干燥气候时得了感冒和在海南湿润气候时得的感冒，治疗方法都不一样。西医看的是"病"，而中医看的是"人"。中医因时、因地、因人治疗疾病，根据不同症状使药物之间相互配伍，变化无穷，所以博大精深。

单治疗风寒感冒的方剂，就有上百种，像葱豉汤、荆防败毒散等。不过，治疗风寒感冒，有一方剂可谓是"群方之祖"，就是东汉名医张仲景所创制的"桂枝汤"。

不知道大家留意没，大部分感冒症状在发病之初都是表现为风寒症状，发热轻、恶寒轻、咳嗽轻，但随着进一步发展，风寒感冒就会化热入里，症状进一步加重，发热重、恶寒重、咳嗽重。这是因为疾病发展是由表到里的过程，就像是两军交战，起初战争规模小，随后越打双方越急眼，战况进入了白热化，双方死伤惨重，症状表现也更为严重。

而桂枝汤就是张仲景创制的治疗风寒表证的经典方剂。桂枝汤由桂枝、芍药、生姜各9克，大枣3枚，甘草

6克组成。看似组方简单，但每味药都有不可替代的作用。

风寒感冒时，风寒之邪伤人肌表，引起对肌肤具有守卫作用的"卫气"外出御泄。而桂枝辛温，辛能散邪，温能助阳而扶持卫气，故为君药；唇亡齿寒，城外"卫气"失守，城内"营气"自然也不能内守，而芍药酸寒，酸能敛汗，寒能走阴而补益营，故为臣药。桂、芍相合，一治卫强，一治营弱，合则调和营卫，如同"哼哈二将"相须为用。

生姜辛温，既助桂枝解肌，又能暖胃止呕。大枣甘平，既能益气补中，又能滋脾生津。甘草甘平，有安内攘外之能，用以调和中气和诸药，让药力更加缓和，易于吸收。本方虽只有五味药，但配伍严谨，散中有补。清代名医柯琴在《伤寒论附翼》中赞桂枝汤"为仲景群方之魁"。

在服用桂枝汤的时候，方法上也有特殊要求。张仲景说："服已须臾，啜热稀粥一升余，以助药力。温覆令一时许，遍身漐漐微似有汗者益佳……"也就是服药之后，喝一碗热粥，一是借谷水补充津液汗源，防发汗致营阴不足；二是借热能来鼓舞胃阳，进而振奋卫阳。然后适当加

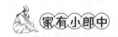

盖被子，也就是民间常用的"捂汗"疗法，促进发汗，继而排除肌肤的寒气。治疗风寒感冒的关键就是需要出点汗，除了捂被子发汗，还可以用热水泡脚。

　　只要掌握了桂枝汤，你就算得上是半个小郎中了。以后家里不管谁患了感冒，只要判断出是风寒表虚的感冒（有汗），就可以考虑用桂枝汤治疗。而且在熟练掌握的基础上，还可以适当加减，如果恶风寒较甚者，可以在桂枝汤里加一些防风、荆芥、淡豆豉疏散风寒；如果体质较弱，气虚汗出者可以加黄芪益气，以扶正祛邪；如果咳嗽症状严重的，可加杏仁、苏子、桔梗宣肺止咳平喘。

# 第五节

# 风热感冒不难治，轻则夏桑菊，
# 重则银翘散

夏季，不少人为了祛暑降温，会到药店买夏桑菊冲剂，用水冲了当凉茶喝。其实夏桑菊并不是饮料，而是一剂方剂，具有清肝明目、疏风散热、解疮毒等功效。因为

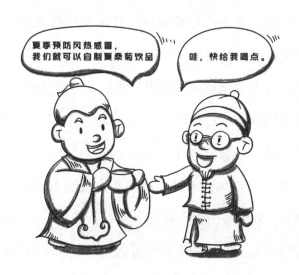

夏季风热之邪旺盛，而此方对预防风热感冒和感冒初期时的症状非常有效，所以特别受老百姓欢迎，被作为夏季常用饮品服用。

历史上，夏桑菊是在"桑菊饮"的基础上创制的。桑菊饮源于清代吴鞠通《温病条辨》，味道甘甜，气味芳香，可以清热解毒。方用桑叶、菊花甘凉轻清，既能疏散肌表风热之邪，又能清肺中之热，常用于治疗风热感冒，目赤头痛，头晕耳鸣，咽喉肿痛。

而夏桑菊就是在桑叶和菊花的基础之上，加入了夏枯草。夏枯草是民间常用的清热药材，具体清热泻火、散结消肿的作用。在南方湿热地区，夏天常用此来煲水饮用，具有消暑降温、利尿降压的作用。

为了在夏季预防风热感冒，我们就可以自制夏桑菊饮品。取夏枯草 10 克，桑叶 8 克，菊花 5 克。将诸药材用清水冲去浮土，放入一个较大的容器内，陶瓷、不锈钢、玻璃容器均可，加入 3 升左右的水，浸泡 10 分钟。然后大火烧开，持续 5 分钟。最后关火，让药材在汤中浸泡冷却，过滤后加入适量的蔗糖即可饮用，放入冰箱中冷藏饮用口味更好。

此方虽然简单，但可清肝明目，疏风散热，对于预防风热感冒和缓解感冒初起时的症状有明显效果。这些中药在药店都能买到，而且非常便宜。去药店花十几块钱的成本买药材，然后稍微投入点时间成本，就可以煮一大锅喝上好几天，相比去超市买成箱的凉茶，只能说实在是太实惠了。

不过需要注意的是，由于夏枯草、桑叶、菊花都是辛凉的药物，而5岁以下的孩子五脏六腑还没发育成熟，过度喝凉茶会伤及脾胃，干扰营养的吸收利用，所以并不建议小孩子将此作为饮品服用，只有当出现嗓子疼，口舌生疮，眼睛红赤时，才可以适当饮用夏桑菊冲剂。

当然，夏桑菊毕竟势单力薄，当疾病初期时，抵抗一些"先头部队"还能绰绰有余。但一旦病邪气势汹汹地进行猛扑时，夏桑菊就显得势单力薄，此时就要用到另一个重要方剂，便是"银翘散"。

银翘散同样来源于《温热条辨》：连翘30克，金银花30克，苦桔梗18克，薄荷18克，淡竹叶12克，生甘

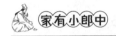

草 15 克，荆芥 12 克，淡豆豉 15 克，牛蒡子 18 克。

方中用金银花、连翘清热解毒，又配伍淡竹叶加强清热之力。薄荷、淡豆豉、荆芥辛凉解表，轻散风热之邪。其中荆芥虽属辛温之品，但温而不燥，与辛凉解表药配伍运用，其解表退热的功效更著。桔梗、甘草、牛蒡子合用，能宣肺解表，清利咽喉，祛痰止咳。本方的配伍特点，一是于辛凉之中配伍少量辛温之品，既有利于透邪，又不违辛凉之意；二是疏散风热与清热解毒相配，既外散风热，又解毒辟秽，从而构成清疏兼顾，以疏为主之剂。

本方服用的时候也特别讲究，以上诸药杵为散，服用的时候取 18 克，要用鲜苇根汤煎药。注意煎的时候闻到药味散出就停止，不可煎煮太长时间，以免影响药效。鲜芦根色白，中空，生津液，有利于引药入肺，滋补肺阴，所以用鲜芦根汤煎煮中药，可以增强疗效。

对于风热感冒，初期就用夏桑菊治疗，如果夏桑菊解决不了，我们再出动精锐之师"银翘散"进行攻克，总之，只要掌握了这两个方剂，对付风热感冒就不用愁了。

# "吃吃喝喝"也能治感冒

俗话说"是药三分毒",平常我们能不吃药就不吃药,如果身体不舒服怎么办呢? 不妨试试中医食疗。

食疗又称食治,是在中医理论指导下利用食物的特性来调节机体功能,使其获得健康或愈疾防病的一种方法。食物是人类治病最好的"药品",中医很早就认识到"食

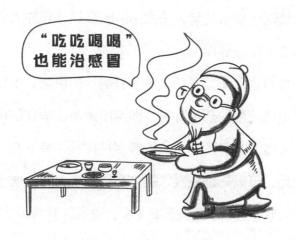

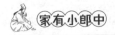 

药同源"的道理。如近代医家张锡纯在《医学衷中参西录》中曾指出：食物"病人服之，不但疗病，并可充饥。"

其实，患了感冒不要担心，也不要第一想法就是用药物来解决问题，如果症状不严重，"吃吃喝喝"也可以解决问题。

下面就推荐几款应对风寒感冒和风热感冒的实用食疗方。

先介绍一下治疗风寒感冒的食疗方。

## 姜丝萝卜汤

生姜 25 克，白萝卜 50 克。先将生姜切丝，萝卜切片，两者共放锅中加水适量，煎煮 10~15 分钟，再加入红糖适量，稍煮 1~2 分钟即可。

我国自古以来就是"生姜治百病"的说法，生姜是我国中医主要使用的药用食材，能温阳散寒，适宜伤风感冒引起的头痛、全身酸痛、咳嗽等多种症状。萝卜有"小人参"之称，可以辅助正气，提高身体免疫力，还能下气宽中，缓解咳嗽症状。此汤每日 1 次，热服，有祛风、散寒、解表的功效。

## 葱豉汤

葱白 2 根，豆豉 10 克。用水 500 毫升，入豆豉煮沸 2~3 分钟，之后加入葱白、调料出锅。趁热服用有解表散寒的作用。

葱白就是葱近根部的鳞茎，味辛，性温，具有发汗解表，通达阳气的功效。金元时期的名医张元素曾论述到："葱茎白专主发散，以通上下阳气，故《活人书》治伤寒头痛如破，用连须葱白汤主之。"豆豉，是中国汉族特色发酵豆制品调味料，既可以做饭调味，也可以入药，对治疗风寒感冒，怕冷发热，寒热头痛，鼻塞喷嚏有不错效果。

## 香菜葱白汤

香菜 15 克，葱白 15 根，生姜 9 克。将香菜、葱白、生姜分别洗净，切碎共放锅中加清水适量煎煮 10~15 分钟，去渣取汁饮服即可。每日 2 次，连服 2~3 日，有发表散寒功效。

葱白、生姜都是温阳散寒的常用药物。香菜又称芫荽，《本草纲目》记载："芫荽性味辛温香窜，内通心脾，外达四肢"。中医认为，香菜性温味甘，能健胃消食，发汗透疹，利尿通便，祛风解毒，能"辟一切不正之气"，尤其是对于风寒。

下面再介绍一下治疗风热感冒的食疗方。

## 金银花粥

金银花 30 克，粳米 30 克，淡豆豉一小勺。将金银花和淡豆豉加水煎取浓汁，去渣后，加入粳米熬成粥即可。

金银花有清热解毒、疏风散热的作用，可抑制感冒病毒，而淡豆豉与金银花搭配则可有效治疗风热感冒，特别适合发热、咽喉肿痛的风热感冒患者。

## 双花茶

金银花、菊花各 30 克。取金银花、菊花洗净后一起放入砂煲内，加水约 1000 毫升，用猛火煮 10~15 分钟即可，放凉后饮用。1 天 1 剂，连用 2~3 天，适用于风热感冒初期，有发热、咽痛、流浓鼻涕等症状的患者。

金银花味甘，性寒，能宣散风热，清热解毒；菊花有发散风热、清肝明目、降压的功效。金银花、菊花合在一起，具有发散风热、解毒利咽的作用。当然，在双花茶的基础上我们还可以根据具体症状进行调整，如果咽喉肿痛比较严重，可以添加15克的桔梗，以增强祛痰、利咽的作用。

# 胡萝卜荸荠粥

胡萝卜150克，荸荠250克，大米50克。将胡萝卜和荸荠切片，大米洗干净，加水，放入胡萝卜和荸荠，小火熬成粥，加盐调味即可。此粥有止咳、化痰、清热消食的功效，适合于治疗风热感冒。

胡萝卜不但是美味的蔬菜，入药还具有补肝明目、清热解毒的疗效。荸荠口感甜脆，营养丰富，入药味甘、性寒，既可清肺热，又富含黏液质，有生津润肺、化痰利肠、通淋利尿、消痈解毒、凉血化湿、消食除胀的功效。

以上这些食材都是厨房中随手可得的材料，只要我们利用得当，小食材也能发挥大药效。

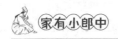

# 给身体加个屏障，可以防感冒

正所谓"正气存内，邪不可干，邪之所凑，其气必虚"。这里的"正气"就相当于我们常说的免疫力。当我们身体的免疫力强的时候，即便受点凉，淋点雨，感受点外邪也不会生病。如果我们感受外邪生病了，那就说明我们的身体比较虚弱。

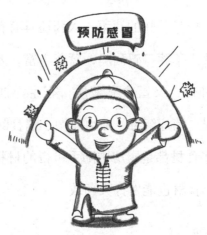

打个比方说，在森林里，如果是一只健康的老虎，那它就是万兽之王，狼、豹子等比较凶猛的动物都是它的口中餐。但是，如果这只老虎生病了，或者受伤了，年龄大了，那可能一只狗就会把它杀死。所以，健康非常重要。

那么，如何让我们保持健康，远离感冒等常见病呢？

中医上有一个方剂叫"玉屏风散"，是一剂中药名方，有典籍可考。中医名著《世医得效方》《丹溪心法》《医方考》《古今名医方论》《古方选注》《成方便读》等中均有记载。

它的药物组成也非常简单，防风30克，黄芪60克，白术60克。服用的时候，这些药事先研磨成粉末状，每次取9克左右，用大枣熬制的汤液送服，一天2次。

黄芪甘温，内补脾肺之气，外可固表止汗，为君药；白术用来健脾，脾胃之气固，则卫表之气方有生化之源；防风可祛风，散风，为治风之要药；三味药组成的玉屏风散具有益气、固表、止汗之功效，对于抵抗外邪入侵，预防感冒及对过敏性疾病的改善，功效明显。

另外，红枣中含有大量抗过敏物质，可阻止过敏反应

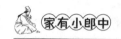 

的发生。用红枣汤送服，就是为了增强抗过敏的疗效，凡有过敏症状的患者，都可以经常服用红枣。此方剂主要适用于过敏性鼻炎、荨麻疹以及易患伤风感冒者。

像有些人，经常感冒，多跟免疫力低下有很大关系。就像一个国家如果积贫积弱，在国际上就会处处挨打。而玉屏风散，具有调节人体免疫力的功效，有"中药免疫调节剂"和"中成药中的丙种球蛋白"之美称。

正如它的名字一样，服用此药后，就如在身体前方放置了一个屏风，可以为你挡风遮雨。

## 第八节

# 嗓子干疼，教同学们正确选择中药含片

秋冬季节气候干燥，再加上上学期间读书、玩耍时大喊大叫，许多同学会感觉嗓子特别难受，有的会感觉嗓子干得要冒火，有的感觉疼得说不出话来，还有的同学会不停地咳嗽或清嗓子，好像嗓子里有什么东西一样。出现这样的情况，很多同学会根据自己的喜好，选择一些符合自

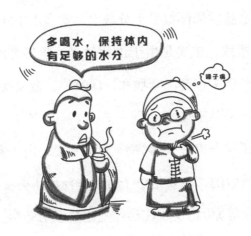

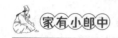

己口味的中草药含片。可是，有部分人含化过后觉得效果很好，嗓子不像原来那样难受了，但也有部分人含化过后好像效果并不十分明显。

什么原因呢？因为选错了，药不对症！现在市场上此类含片种类十分繁多，有二三十种。在众多的含片中，各个厂家所选用的中草药成分不同，有的是以润燥生津为主，有的以清咽利喉为主，有的以消炎止痛为主，因此在选用含片的时候也要有一定的讲究。

先说说嗓子干怎么办。秋天气候比较干燥，因此我们俗语有"秋燥"之说。从中医的角度讲，秋燥伤肺，则引起肺燥阴虚，所以就会"燥盛则干"。通常情况下，嗓子干的同学会感觉局部似乎十分缺水，这多由于肺燥阴虚或肺胃热盛所致，主要是由于说话过多、熬夜等原因引起。这时候到药店买些健民咽喉片、保喉片、金果饮咽喉片等对症含化效果会比较好。

再说说嗓子疼怎么治。嗓子疼痛主要是由于素体热盛、阴虚火旺导致的，主要是由于过食辛辣煎炸类食物、饮水过少或熬夜等原因引起。在治疗上主要选用玄参、生地黄、葛根、全瓜蒌、赤芍、牡丹皮、金银花等可以清热消肿止痛的草药，而草珊瑚含片、咽炎含片、锡类含片、银黄含片、西瓜霜含片等含片中多含有上述药物，选择它们来含服是不会错的。

讲到这里，再给同学们讲讲对嗓子的呵护。其实，只要同学们养成良好的生活方式，完全可以避免喉部不适的出现。

第一，多喝水，保持体内有足够的水分，避免喝含咖啡因的饮料。有些同学喜欢喝咖啡，其实，人在说话时声带振动的频率非常高，而保持正常的水分含量有助声带保持润滑。像苹果、梨、西瓜、桃、葡萄、李子等均具有润滑声带的作用，同学们不妨在书包里装上一两个。

第二，每天让喉部能够有几次"小睡"，尤其是在长时间用嗓后更要注意不要再多说话。比如，第一节早读课读了四五十分钟的书，下课的时候一定要注意多喝水，少说话，更要注意避免与同学们大声吵叫。另外，家长也要注意，在进餐的时候最好不要过多地询问孩子上课时的情况，如果是寄宿的学生也要注意，最好找一个安静的地方

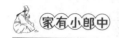 

吃饭，而不是与同学聊个不停。

第三，不要用嗓过度。用嗓过度是指滥用超过本人能力范围的嗓音（用声）。每人的发声能力有音高（声音频率范围）、音强（声带张力）、音时（发音用声的时间）3个方面，超过此范围将容易发生声带病变。说话唱歌时不要老是提高嗓门，不要超长时间大声讲话，如果出现喉部不适时最好及时接受嗓音医生的系统检查、指导，以避免因声带疲劳而产生急慢性喉炎或声带小结。

第四，要改掉清嗓的习惯。很多中小学生有不自主地清嗓子的习惯，他可能经常用这个动作来咳掉喉中的痰或者使自己的声音更加清晰，但这个动作使声带瞬间严重拉紧，容易造成声带损伤。另外，家长也要注意不要让孩子长时间剧烈地咳嗽，机械性的气流冲击会严重伤害声带。当感觉需要清嗓子时，不妨喝一点水慢慢地咽下去，达到清理嗓子的目的。如果仍得不到缓解，就需要去看医生了。

第五，要注意冷空气对喉部的刺激。秋冬季节早晚温差比较大，许多学生在早上出门上学时，如果室外空气很冷，可用围巾围好脖子，戴上口罩，避免冷空气对咽喉部位的直接刺激。随手拿一条大手帕，遇冷空气时口鼻喉同时都捂住，可以保护嗓子，或者围条围巾，穿衣服时选用高领的或者有帽子的衣服也会更好一些。

咽喉是肺胃的门户，如果同学们嗓子出问题了，一定要引起注意，这说明有外敌来进犯了。如果不注意及时防治，疾病就会顺着咽腔进入气管，导致肺炎、支气管炎等疾病。所以，治病跟学习是一样的，学习要趁早，防病要趁早！以免"临时抱佛脚"，为时晚矣！

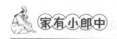 

# 第九节

# 治疗肺热咳嗽，就用川贝母蒸梨

咳嗽，对于同学们来讲是件非常难受的事，有时候一咳就停不下来，上气不接下气。咳嗽，也是妈妈们最不愿意听到的声音，很多父母一听到孩子咳嗽，心里就会犯嘀咕，"可别是犯支气管炎、肺炎了。"一得这病，又得打针又得输液！有一个止咳的小验方，叫川贝蒸梨，是个很老

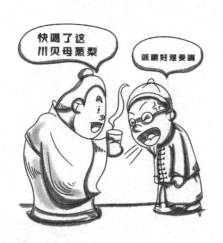

的方子，治"热咳"效果非常好。同学们可以亲手做一下，又好吃又止咳。

准备川贝母 30 粒左右、冰糖 15 克，雪梨 1 个洗干净备用（根据喜好，也可以削去皮）。把梨削个盖儿，去除梨核，挖空，做成梨盅，注意不要把梨挖穿底。将川贝、冰糖放进梨窝。用牙签将梨盖和梨盅固定。把固定好的梨放在碗里，端到蒸锅上，隔水蒸 1 个小时左右。注意，一是大火烧开后换成小火慢慢煨；二是加水要足，避免干锅。起锅，把梨端上餐桌放上十几分钟。蒸好后的梨软甜可口，可以趁热吃。由于这道药膳口感非常好，所以同学们在吃的时候都会对自己的"手艺"赞不绝口！

同学们在购买川贝母的时候要注意，川贝越小越好，越紧越好，最好是颜色略带微黄色。另外，很多人分不清川贝和浙贝，一定不要把浙贝当川贝用哦，两者功效不同，川贝的价格也是浙贝的几十倍呢。所以最好到正规的中医院或者药店购买。

川贝蒸梨治疗的是肺热造成的咳嗽，主要表现为白天咳嗽，痰少色黄，但较黏稠，或者久咳无痰。如果是寒邪引起的咳嗽，就不适宜吃川贝蒸梨了。此方中，川贝性寒，入肺经，清热散结、止咳化痰。雪梨也具有清热、止咳化痰的作用。冰糖在这里有双重作用，一是调味，因为川贝本身较苦；二是冰糖本身也有润肺、止咳、清痰和去火的作用。整道方子养阴润肺，化痰止咳，效果非常好。

给同学们讲个破除迷信的传说。

有一个得了"肺痨病"的孕妇，因为身体虚弱，孩子刚生下来她就晕过去了，当她苏醒时，孩子已经死了。连生三胎都是这样，公婆和丈夫都十分烦恼。

有一天，算命的盲人从门前经过，婆婆叫算命先生给媳妇算算命，排一排八字。盲人问算何事？婆婆就把媳妇连生三胎死孩子的事说了。算命先生把生辰八字排了一下说："你媳妇属虎，戌时出生，出洞虎非常凶恶；头胎儿属羊、二胎儿属狗、三胎儿属猪。猪、狗、羊都是虎嘴里的食，被他妈妈吃掉了。"婆婆不信，说："虎毒不吃儿，她怎么会吃亲生儿呢？"算命先生说："这是命中注定，无法挽救。"婆婆问道："有办法保住下一胎孩子吗？"盲人屈指又算了一下说："办法倒有，就怕你们嫌麻烦！"

婆婆说："不瞒先生说，我家三房就守着一个儿子，三家香火一炉烧，只要生个活孩子，让我们干什么都行。先生你说吧。"算命先生说："再生下胎儿时，瞒住孩子妈。抱着孩子向东跑，跑出一百里到东海边，那里有一个海岛，爬上海岛就万事大吉了。虎怕海水，下不得海，上不了岛，吃不了孩儿，孩子就能保住性命了。"

婆婆把盲人说的话告许老头和儿子，他们心中都有了数。

没到一年，媳妇又生孩子了。同以前一样，孩子刚生下，母亲就晕过去了。丈夫也顾不得照料妻子，抱起孩子就往东跑，可跑出十多里地孩子便死去了。一家人非常伤心："怎样才能把孩子养活呢？"

这天，盲人又来算命，婆婆把孩子死去的情况告诉他。盲人说："跑慢啦，跑得比虎快，使虎追不上孩子，孩子才能保住。"

又过了一年，媳妇又要生孩子了，丈夫准备好一匹快马，喂饱饮足。孩子刚落地，他就用红被单包好，跳上马重打三鞭，快马如流星般朝东跑去，跑了一百里地，到了

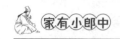 

东海边，他又跳上一只快船，划到海岛住了下来。孩子的母亲晕过去一个多小时才苏醒过来，不见孩子急得直哭。

五天过后，丈夫从海岛上回来说："爬上海岛只三天孩子又死了。"一家人伤心极了，老夫妻俩和儿子商量，要把媳妇休掉，再娶一个能养活孩子的。媳妇闻听伤心地哭起来。

这时，有个医生从门口经过，他走进屋问到："你们有什么为难的事啊？"媳妇就把经过情形告诉了医生。

医生看她面色灰沉铁青，断定她有病，就说："我自有办法，叫你生个活孩子。"公婆和丈夫都不相信。医生说："盲人算命是瞎说，信他干什么？你媳妇不是命硬，是有病。肺脏有邪，气力不足，加上生产使力过猛，生下胎儿不能长寿。肝脏缺血，供血不足，使产妇晕倒。我教你们认识一种草药，让她连续吃三个月，一年后保她能生个活孩子。"在医生的劝说下，公婆把媳妇留下来，讲定如果再生死孩子便休她。

从此，丈夫每天按医生教的上山挖药，煎汤给媳妇喝，喝了三个月，媳妇果然怀孕，十月临盆，生下一个大胖小子。大人没有发晕，小孩平安无事，一家人高兴得简直合不上嘴。孩子过了一百天，他们买了许多礼物，敲锣打鼓，到医生家道谢。医生高兴地问道："我的草药灵不灵？""灵，真灵！"丈夫问医生这种草药叫什么名字？"它是野草，没有名字？""我们给它取个名字吧！""好！"医生想了想，问道："给它取个什么名字呢？""我的孩子名叫宝贝，母亲又安全，就叫贝母吧！""好一个响亮的名字！对，就叫它贝母。"

"贝母"这个名字就这样流传下来了。

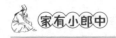 

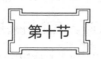

第十节

# 咳嗽嗓子疼，沏碗金银花鸡蛋茶

经常有同学会有这样的经历，早晨一起来，嗓子疼，咳几声，难受。这是一种很常见的病症。俗话说，病从口入。这句话其实有两层意思。第一层是指，吃了不洁净的东西会导致生病。第二层意思则是指，有些呼吸道疾病也会顺着口腔通过咽喉进入气管、肺部，引起疾病。

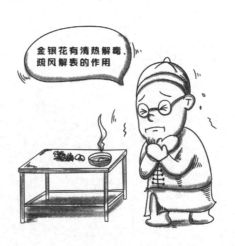

金银花有清热解毒、疏风解表的作用

比如说，有些同学生病的时候会表现为咳嗽、嗓子疼、咳黄痰等。要说这不是什么大问题，上医院也行，在家抗抗也就过去了。

但是，如果给自己沏一碗金银花鸡蛋茶，则对病情的恢复非常有帮助。准备金银花10克，鸡蛋1枚。把金银花用纱布包好，加一小碗水，大火烧开后煎5分钟。煎金银花的过程中，把鸡蛋磕开倒入碗中，用筷子搅碎。把金银花纱布包取出，把鸡蛋倒入锅中，同时用筷子快速搅动，关火即可。盛入碗中，趁热喝下。金银花味道微苦，嗓子疼、咳嗽、痰少而黄多属有热，所以可以加点冰糖调味。

金银花有清热解毒、疏风解表的作用。这是一个非常有名而且非常经典的食疗方，但是同学们注意，因为金银花性寒，所以喝上三天左右，病好就可以了，不用多喝。

再给同学们讲讲金银花的传说吧！相传很久很久以前，在伏牛山脚下有一驿馆，驿馆边有一客栈，驿馆和客栈的对面是一家山货铺，山货铺的女主人叫忍冬，她有两个女儿，长得美丽大方，人见人夸。大的叫金花，小的叫银花。一年春节时疫流行，过往的公差和商贾都感染了时疫，个个头痛发热，四肢酸软，咳嗽流涕，浑身无力。大夫们用传统的方法治疗总是不见效，驿馆和客栈老板一筹莫展。开山货铺的女主人忍冬知道情况后，心想，自己以前也患过这种病，但喝完用自己房后长的一种花所煎的汤就好了，何不让他们也喝碗这花煎的汤试试？她煎好了汤让女儿送到了客栈，商贾们喝完了，第二天便感觉浑身轻松，症状减轻，经过几天治疗大家都痊愈了。客栈老板如释重负。驿丞知道后，也向忍冬求药，忍冬煎好后让女儿们送去，公差们喝完也觉得好了许多，没几天就康复了。商贾和公差们打听到了忍冬母女的名字，他们纷纷向忍冬母女道谢，并打听用的什么药。忍冬母女如实相告，他们问这是什么树上开的花，忍冬母女说不知道，有人望着金花和银花两姐妹，灵机一动说："干脆叫金银花吧！"于是，金银花就这么被流传开来！

# 第十一节

# 自制"苍耳子油"，解决鼻炎困扰

青少年正处在学习知识的大好时光中，但是，有一种非常常见的疾病，却会影响到青少年的生长发育及学习，这种病就是鼻炎。没有得鼻炎的人，是不会理解得了鼻炎的同学的痛苦的。由于鼻孔长期不透气，大脑一直处于一种缺氧状态，会导致记忆力减退、健忘、精力不足、头晕

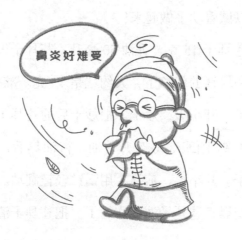

鼻炎好难受

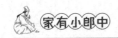 

头痛、烦躁不安、智力下降等问题，对学习会有非常大的影响。另外，鼻炎还会影响到食欲，进而影响到身体发育。再者，很多有鼻炎的同学因为夜里睡觉的时候鼻子不透气而不自觉地进行张口呼吸，时间久了还会导致面部变形，影响美观。

试想一下，别的同学整天精神百倍，记忆力当然特别好，思维也比较敏捷，但是得了鼻炎的同学整天大脑昏沉，不是处在一个起跑线上，学习怎么能好呢？所以，得了鼻炎的话，一定要尽早到医院去治疗。

有一个治疗鼻炎的外用小验方非常好。同学们可以自己在家一试，那就是苍耳子油。成本不高，效果还很好。妈妈们可以试着动手做起来！

准备苍耳子15克，香油50毫升。苍耳子很便宜，不用买多，一块钱的就够了，大约就是15克。准备平底锅，放入苍耳子，开小火，炒干。把炒干后的苍耳子，用小锤子捶破。在锅中倒入50毫升香油，待油热后，放入捶破后的苍耳子。开小火，煎炸，用锅铲轻轻翻动。一直到苍耳子颜色变黑，苍耳子油就炸好了。把苍耳子渣捞出，油放凉后，倒入小瓶子中备用。需要用的时候，用棉签蘸上苍耳子油，抹到鼻孔里就行了。

苍耳子对于生活在城市里的同学可能会比较陌生，但是对于生活在农村的同学来讲，这可是他们的一种"捣蛋工具"。因为它像枣核一样，浑身还有小小的尖刺，所以，有些调皮的男同学经常在上学的路上摘一些，然后偷偷揉到女同学的头发上，女同学就会在那哭哭啼啼摘半天。苍耳子是一种宣肺药，有祛风通窍的作用。这是一个非常经典的小验方，效果非常好。

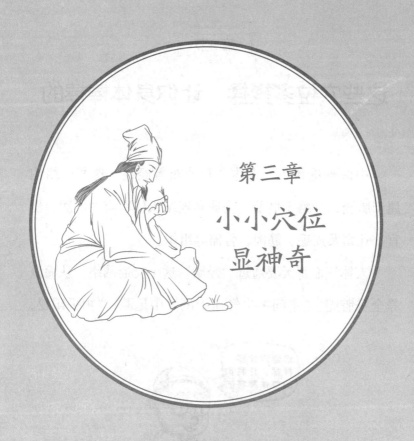

第三章

小小穴位
显神奇

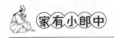
## 第一节

# 这些穴位多揉揉，让你身体棒棒的

中医理论认为，人体全身遍布着经络，这些经络内属于脏腑，外络于肢节，沟通和连结人体所有的脏腑、器官、孔窍及皮毛、筋肉、骨骼等组织。

人体气血每天要通过"经络"这个交通网络，从而滋养全身脏腑。《素问·生气通天论》中记载："阴平阳秘，

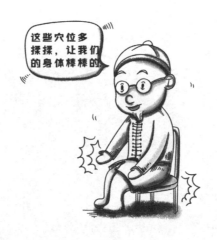

精神乃治，阴阳离决，精气乃绝。"人体的健康状态，就是阴阳平衡，气血通畅，只有气血运行舒畅，脏腑濡养充分，机体才能健康，精神才能饱满。

但是，人体内部的交通网络也会发生堵塞，特别是在一些重要的路段，也就是穴位处，气血容易瘀滞。气血不畅，身体的平衡被打破，病邪自然会乘虚而入。

当交通发生拥堵的时候我们会怎么办？肯定是派交警进行指挥。而人体经络发生拥堵的时候，我们可以通过按摩穴位来疏通经络。这就是治病的另一种特殊手段——中医推拿。比如按揉脾俞、胃俞可以健脾和胃，按点合谷穴可止牙痛。人体的穴位就是治病良药，人体经络就是大药库。

下面就给同学们推荐一些常用的对身体非常好的穴位。

# 足三里穴

足三里穴是足阳明胃经的要穴，位于人的双腿外膝眼直下三寸（把自己的四指并拢即是三寸）、胫骨外一横

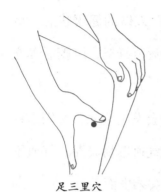

足三里穴

指处。在寻找此穴时，还可以将食指第二关节沿胫骨上移，至有突出的斜面骨头阻挡为止，指尖处即为此穴（对左腿用右手，对右腿用左手）。

此穴为保健穴，可以强壮全身。民间有"揉揉按按足三里，相当吃只老母鸡"的说法。按摩此穴可以用一只手的食、中两指，用力点住同侧足三里穴，慢慢揉动 5~10 分钟。再用另一只手点揉另一侧的足三里穴。此法具有疏风散寒、扶正祛邪的作用，平常保健可调节机体免疫力。同学们经常揉这个穴位，可以长得更高，身体更健康。

## 风池穴

风池穴位于颈后枕骨的下缘，距离耳朵后部约两个手指宽的一凹陷处。

古代医书记载："风为阳邪，其性轻扬，头顶之上，惟风可到，风池穴在颞颥后发际线者中，足少阳、阳维之会，主中风偏枯，少阳头痛，乃风邪蓄积之所，故名风池。"风池穴就像是一个储存风邪的池子，按摩此穴可以疏风解表清热。以两手拇指点住风池穴，用指头用力揉动5~10分钟，特别适合治疗风热感冒。

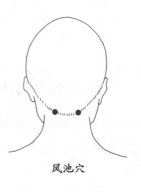

风池穴

## 大椎穴

该穴在颈后正中，最大的骨头突起的下缘，即第七颈椎棘突的下缘。

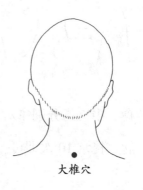

大椎穴

大椎为督脉之穴，督脉具有统率和督促全身阳经的作用，有"总督诸阳"和"阳脉之海"的说法，按摩此穴可以振奋阳气，祛邪防病，使人精神抖擞。用食、中两指，用力按住大椎穴，揉动100~200次就可以了。

# 肩井穴

有时候同学们学习时间久了，会感觉肩背部酸疼。这时候怎么办呢？不妨跟好朋友做个游戏，相互揉一揉肩井穴。肩井穴在颈到肩端的中部，肌肉较丰富的地方。肩，指穴在肩部。井，是地下有水涌出的意思。多揉揉这个穴位，可以让气血更为顺畅，对缓解肩背部的酸痛非常有帮助。按摩时用拿捏法，即用两手拇、食、中三指分别拿对侧的肩井穴。拇指在前，食、中指在后，提拿 10 次即可。

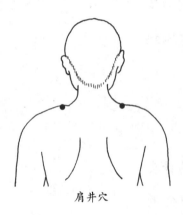

肩井穴

# 风门穴

风门，即风出入之门户。此穴位于第二胸椎棘突下，旁开二横指的位置。取穴时通常采用正坐或俯卧姿势，从朝向大椎下的第 2 个凹洼的中心，左右各二横指之处即为风门穴。

风门是治疗感冒的要穴，《针灸甲乙经》说："风眩头痛，鼻不利，时嚏，清涕自出，风门主之。"按摩此穴位对发热、头痛、咳嗽、项强、胸背痛等效果较好。

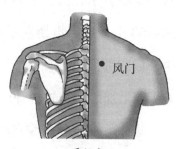

风门穴

操作时先深呼吸，在气止时用食指强力按压穴位，缓缓吐气。经6秒钟后，再慢慢放手，以此要领重复做10~30次。

## 神阙穴

神阙穴的位置很好找，就在肚脐的中间，即我们常说的肚脐眼。神就是神气，阙是门楼的意思。神阙的意思就是神气通行的门户，所以经常按这个穴位可以让人神气十足、精力充沛。

具体操作方法是：先以

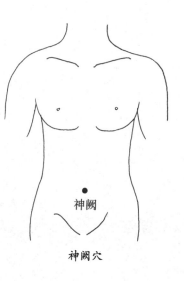

神阙穴

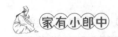

右手掌心置于肚脐，左手重叠于右手背，顺时针方向按摩50~100次；然后再换左手在下，逆时针方向按摩50~100次，以腹部发热为宜；最后再以两手掌心向内相重叠，手心置于肚脐，向下擦搓30~50次，以下腹部发热为宜。

以上一些穴位按摩自己可以独立完成，如果不能独立完成的可以求助于家人或者同学帮忙。千万别小看了这些穴位按摩，这是目前公认的绿色、无害的非药物疗法，它是一种良性的、有序的、具有双向调节性的物理刺激，避免了药物所带来的毒副作用，非常受老百姓欢迎。

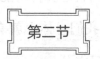

# 身体上的这些"开胃穴"，让我们大口吃饭

同学们正是长身体的时候，怎么样才能长得更高？当然得通过饮食增加营养。但是，也有些同学的食欲不好。

中医认为，胃主受盛，脾主运化，一个管食物的收

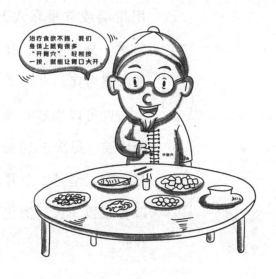

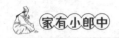
纳，一个管食物的消化，两者搭配才能"吃嘛嘛香"，所以食欲不振的主要原因就是脾胃功能不好。

治疗食欲不振，我们身体上就有很多"开胃穴"，轻松按一按，就能让胃口大开。

## 中脘穴

中脘穴位于剑突（人体前面中线胸骨下软硬相接的地方）和肚脐连线的中点。中脘穴为人体任脉上的主要穴位之一，临床上常用来治疗慢性胃炎、胃痛、腹胀、腹痛等消化系统疾病。在家中，可以按揉此穴，可用指端或掌根在穴上揉按，每次5分钟左右，揉到产生酸胀感为宜。

也可以用掌心或四指按摩中脘，每次5~10分钟。每日2次，坚持1个月，即可改善食欲不振、消化不良等症状。

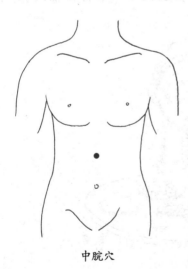

中脘穴

# 足三里穴

足三里穴是足阳明胃经的要穴（穴位图见上一节），位于人的双腿外膝眼直下三寸（把自己的四指并拢即是三寸）、胫骨外一横指处。足三里具有生发胃气、燥化脾湿的作用。在临床上常采用针刺足三里的方法治疗胃痛、胃胀、恶心、呕吐、食欲不振等消化系统疾病。《灵枢》记载："邪在脾胃，则病肌肉痛，阳气有余，阴气不足……皆调于足三里。"

在家中我们可以采用按揉的方法，可坐在床上或沙发上，双腿伸直，用拇指用力按揉同侧的足三里穴，直至局部产生酸胀感。然后再用另一只手的拇指按揉另一侧的足三里穴，一般每次按压5~10分钟，每日可重复4~5次。

俗话说脾胃难养，脾胃一旦受伤，再想恢复就很困难。再次提醒同学们，一定要按时吃饭，不能在饮食上马虎从事，饥一顿、饱一顿对脾胃是无益的。而且，要少吃零食，多吃水果和蔬菜，其中有很多维生素，可以促进胃液分泌。例如，在两餐之间喝杯菠萝苹果汁，既能开胃，又能补充维生素，对健康十分有益。

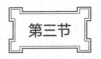

# 第三节

# 睡觉这样做，保你睡个安稳觉

现在，有很多青少年反映睡不好的问题。可以理解！由于学习任务重，很多同学每天晚上要学到十一二点甚至更晚。这样持续时间过久的话，就容易导致失眠，过了该睡的时间，想进入梦乡就困难了。

中医认为，"胃不和则卧不安"。"胃不和"，顾名思

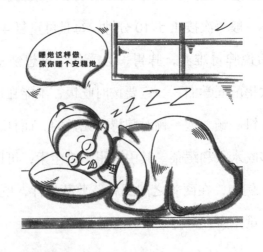

义，是指胃肠不适；"卧不安"，就是睡眠障碍，表现为入睡困难、睡眠不深、易惊醒、醒后不易入睡、夜卧多梦、早醒、醒后感到疲乏或缺乏清醒感等。

躺在床上肚子不舒服，晚上睡觉的时候自然翻江倒海，难以入睡。有关临床统计资料表明，在失眠患者中，约有43％的患者是因"胃不和"造成的。

大家都知道脾胃是后天之本，是气血生化之源，我们经常听医生说没事的时候揉一揉肚子，可以调养脾胃，不用喝药花钱就能养身体。同样，在睡觉之前我们按摩一下腹部，脾胃得到安抚，不闹腾，我们也能快速入睡了。

这里有一个揉肚子的方法，值得大家借鉴：身子平躺，全身心放松，闭目养神；把左手和右手相搓，发热后以左手压在肚脐眼上，右手重叠放在左手上，从左向右逆时针揉动，一圈两圈……一直转到八八六十四圈；注意揉的时候不要太用力，感觉挨到肉皮即可。

随后，再把左手和右手相搓，还是要搓热；这次将右手压在肚脐眼上，左手重叠放在右手上；从右向左顺时针揉动，还是转到六十四圈。这一遍做完后，两手搓热叠压，

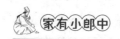

从胸口到肚脐眼，从上向下，捋动六十四下。

人体的腹部为"五脏六腑之宫城，阴阳气血之发源"。现代研究表明，揉腹可增加腹肌和肠平滑肌的血流量，增加胃肠内壁肌肉的张力及淋巴系统功能，使胃肠等脏器的分泌功能活跃，从而加强对食物的消化、吸收和排泄。同时，通过轻重快慢不同力度的按摩，使腹壁毛细血管畅通，促进脂肪消耗，在不知不觉中起到消除腹部脂肪的效果，一举两得。

另外，有句健康谚语说"早上吃好、中午吃饱、晚上吃少"，晚上因为身体的脏器都需要休息，如果吃太多，使脾胃负担加重，该休息的时候不能休息，它就会"闹情绪"。所以，晚上切忌暴饮暴食，超出胃受纳的范围。特别是一些油炸食品、肥肉、生冷等有刺激性的食物，在胃中存留的时间过长，增加了胃的负担，胃肠动力减弱，使胃内容物不能及时排空，就会出现腹胀、腹痛等症状，从而影响睡眠。

在一日三餐中也要注意多吃蔬菜和水果，可以补充维生素 C，维生素 C 对胃有保护作用。胃液中保持正常的维生素 C 的含量能有效发挥胃的功能，保护胃黏膜和增强胃的抗病能力。

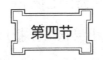

# 脾气大，记得降肝火

有个小男孩脾气很坏。他父亲为了帮他改掉习惯，给他拿来一包钉子，要求他每次发脾气前在后院的栅栏上钉一颗。

第一天，小男孩钉了 37 颗钉子。过了几个星期，小男孩学会了控制自己的愤怒，每天钉的钉子不断减少。他

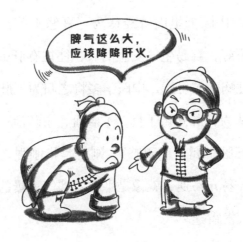

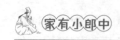

把自己的转变告诉父亲，父亲又建议说："如果你能坚持一整天不发脾气，就从栅栏上拔下一颗钉子。"

经过一段时间，小男孩终于把所有的钉子都拔掉了。父亲拉着他的手来到栅栏边说："儿子，你做得很好。但是，你看钉子在栅栏上留下的小孔，栅栏再也回不到原来的样子了。当你向别人发过脾气之后，你的言语就像钉子，在人们心中留下小孔一样的伤口。无论你说多少次对不起，伤口好了伤疤还会在。"

发脾气是痛苦自己、疏远别人的糟糕方式，但是生活中，总有些时候会出现心情烦躁、忍不住想冲别人发火的情况，这到底是怎么回事？

中国古代医书里面曾经认为"喜怒不节，则伤脏"。一般脾气不好，容易生气发怒的人，往往有肝脏功能失调乃至器质性病变的可能，中医学多将之归为"肝火"。

中医认为，肝开窍于目，主藏血，主疏泄……在志为怒。肝在五脏中属于"刚脏"，刚就是指刚强之性，其气主升主动，易亢易逆，就像是平常就脾气火爆的将军，稍有诱因就大发雷霆。

肝火就是怒火，想办法把肝的这团火降下去，脾气自然就会降下来。

要消除肝火，首先要注重精神上的调适。肝火多由外界刺激引起，所以调整情志、稳定情绪非常重要。焦躁情绪会给人火上浇油，保持心情舒畅有助于调节体内的火气。要学会舒解紧张忙碌的学习压力，学会好好控制自己的情绪，保持积极向上的心情，不要随便暴躁，就能让肝火不药而愈。

当然，让肝火不药而愈是一种理想状态，如果辅助一些治疗手段，肝火会降得更快。我们身体上有三大"去火穴"，常按摩这三大"去火穴"，可除燥去肝火。

# 内庭穴

内庭穴可以说是热证、"上火"的克星。如果有口臭、便秘、咽喉肿痛、牙痛、腹胀、吐酸水等不适，可以多按内庭穴。内庭穴是在第二脚趾和第三脚趾之间的缝隙交叉处，每天早、晚用大拇指揉 100 次即可。

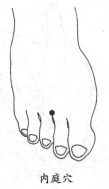

内庭穴

# 太冲穴

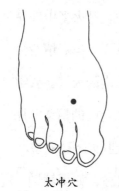

太冲穴

太冲穴位于大脚趾和第二个脚趾之间的缝隙向上 1.5 厘米的凹陷处。由于它属于足厥阴肝经，因此按摩此穴对肝火旺盛带来的"上火"症状效果非常好。如果把手放在太冲穴上，稍用力就会感觉非常痛，说明肝火比较旺盛，那更要多按摩这个穴位。在按摩太冲穴前，先用热水泡脚约 10 分钟，然后用大拇指从下向上推揉 3 分钟即可。

# 合谷穴

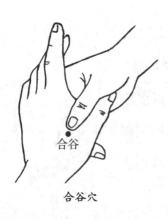

合谷穴

合谷穴最好找了，就是我们平常说的虎口。以一手的拇指指骨关节横纹，放在另一手拇、食指之间的指蹼缘上，当拇指尖下就是此穴。如果你有牙痛、耳鸣、眼睛红肿、鼻出血、头痛、咽喉肿痛、便秘、发热、口干等症状，就可以按合谷穴来消消火。由于这个穴位按摩起来也比较方便，因此没有固定的次数，有空的时候按一按合谷穴就可以。

不管是学习还是工作，大家都是长时间坐着，活动的时间越来越少，这样身体得不到舒展，气血不通就容易郁而化火，平常没事按按这三个"去火穴"，就可以降肝火，以免自己爱发脾气，变成别人眼中讨厌的人。

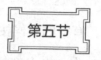

## 第五节

# 动动手指就能缓解痛经

有些女同学有痛经的难言之隐。例假期间下腹部会出现疼痛、坠胀，并伴有腰酸或恶心、呕吐、腹泻、头晕、乏力等其他不适。不但影响健康，还给学习造成很多困扰，无法专心听课、复习。

同学们，如果你有痛经的话，一定要多揉揉三阴交穴。

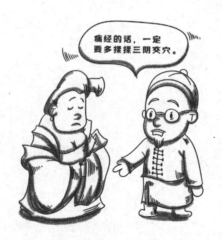

中医将三阴交穴称为"妇科三阴交"，顾名思义，就是妇科疾病可以找三阴交解决。

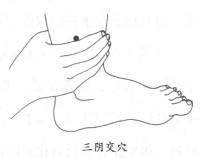

三阴交穴

三阴交，位于小腿内侧，踝关节上三寸（约四横指），胫骨内侧缘后方。摸时有一点胀、压时有一点疼的部位即是此穴。三阴交是妇科疾病的万能穴，不只是经期不顺，在以后的历程中很**多**疾病都可以通过三阴交穴调理。

对于每个月月经周期较准时的女性来说，可以事先"防患于未然"。在经前一周左右，按摩三阴交穴。方法是用一侧手的拇指指腹，揉捻对侧三阴交穴1分钟左右，以自己感到有酸胀感为宜。这样做能让经血下行。所以要在经前下腹部、腰骶部出现疼痛时操作，如手法得当，会让瘀滞的经血排出，疼痛也会随之消失或减轻。

如果感觉用手指按揉比较累，可以用经络锤敲打，或者用筷子头按揉，效果也一样。

常言道："针灸拔罐，病好一半。"长期坚持按摩三阴

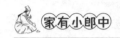

交，对女孩子有很好的保健作用。

女孩子在月经期体质较差，也容易罹患疾病，一定要学会照顾自己，注意保暖，多喝热牛奶，多食温性食物，比如红糖，红糖性温、味甘、入脾，具有益气补血、健脾暖胃、缓中止痛、活血化瘀的作用。

有些女孩子保健意识差，在经期前后依旧喝冷饮，洗凉水澡，穿短裤，该怎么潇洒怎么潇洒。现在没问题是仗着身体好，但等到以后老了，年轻时欠下的债，病魔就要找你偿还了。

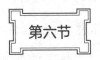

# 你绝对想不到的大蒜妙用

夏天一到，空调冷风就呼呼地吹。冷风虽然能给我们送来凉爽，但很多同学都有这样的经历，就是一觉醒来，发现脖项发紧、疼痛。

中医讲"通则不痛，痛则不通"。冷风超过人体的承受能力，就会变成寒邪。寒邪有凝滞的特点，而脖子处是

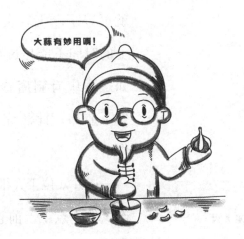

诸多经络经过的交通要道，此处遭受寒邪，则气血容易在这里郁结不通。白天人体阳气旺盛，能够抵御空调的冷气。人睡着之后阳气也"休息"了，虽然空调的温度没有变化，但人体抵御能力下降了，晚上空调冷气吹着脖子，所以第二天就颈项僵硬疼痛了。

这时，可以弄一个热水袋，热敷一下就能缓解。如果症状比较严重，还有一个方法效果明显。

这个方法大家一定想不到，就是用大蒜灸脖子两侧的肩井穴。具体方法是：把一瓣生大蒜捣成蒜泥，取黄豆大小的分量，放在一厘米见方的塑料纸上；再把有大蒜的那一面，对准肩井穴部位贴上去，再用胶带或创可贴固定就可以了。大蒜灸贴在皮肤上的时间不能超过半个小时，如过程中有刺痛感，可提前揭下胶布，此法完全没有副作用。

肩井穴位于大椎与肩峰端连线的中点上，前直对乳中。

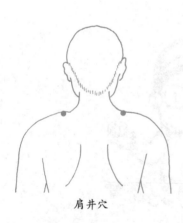

肩井穴

肩井穴又叫肩解穴。肩，指穴在肩部。解，散也。意思是此穴能散解颈肩部位的病邪。

大蒜性温，能散风邪，还有祛寒的功效，大蒜素有很强的刺激性，能够刺激穴位，同时还有杀菌的效果。许多治疗颈椎病、风湿病的膏药，里边都含有大蒜的成分。空调导致的颈部疼痛只是小问题，几瓣生大蒜完全能够解决问题。

夏天天气热，容易让人忽视对寒邪的规避，但随着空调的普及，寒邪其实比在冬天更容易侵犯人体，因为此时大家相当于把寒邪请到了家里边。所以夏天大家在开空调的时候，一定要避免空调直吹，晚上睡觉的时候要把空调温度调高，风速调小，实在不行还可以把冷风做个遮挡，让冷风转个弯。

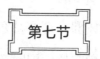

# 要学会呵护身体里的阳气

试想一下，假如没有太阳，地球会变成怎样？那将只有漫长的黑夜和无尽的寒冷。

再想一下，如果我们身体里没有充足的阳气又会怎样？

《素问·生气通天论》记载："阳气者，若天与日，失其所，则折寿而不彰。"中医认为，阳气是人体物质代谢

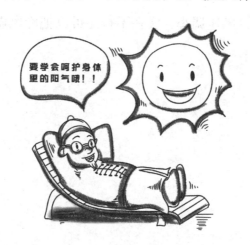

和生理功能的原动力，就性质来说，阳气具有向上、亢盛、增强、轻清、温煦的特点。

阳气不足最直接的表现就是身体不能维持恒温，致身体怕冷，易手脚冰凉。特别是在夏天，在同一所屋子里，开同样温度的空调，当大部分人都觉得正常的情况下有人觉得冷或凉，那这部分人就属于阳虚。

护卫阳气的方式有很多种，从饮食上讲，我们可以多食温阳的食品，如羊肉、狗肉、核桃、韭菜等。另外，可以采用以下四种方法来呵护阳气。

一是要"与日俱兴"，就是说和太阳的规律保持一致，早睡早起。要保持充足的睡眠，因为充足的睡眠有利于储藏阳气。同学们学习压力比较大，但每天至少要保证6个小时的睡眠。每天早晨6~9点可以晒半个小时的太阳，会感觉安逸舒适，还能补充阳气。

二是要"护阳避凉"，阳虚的青少年自身阳气虚，即使在夏天，也应注意规避凉气，避免电风扇、空调直吹，睡觉时应穿着睡衣睡觉，也不要铺凉席。而且最重要的是，不要见别人喝饮料、吃雪糕，自己也嘴馋跟着吃，因为阳

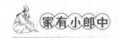 

虚体质者脾胃虚弱，不能和正常人相比，应该忌食生冷瓜果、冰镇冷饮。

三是要"运动生阳"。动能生阳，运动可以疏通经络，促进气血流通，从而振奋阳气，阳虚者更适宜"夏练三伏"。不过锻炼的时候不要选择剧烈的项目，因为出汗太多也会损耗阳气，更不宜在烈日下或高温环境中进行，宜选择散步、慢跑、太极拳、导引等慢节奏的项目，不但锻炼了身体，还陶冶了身心。

四是要"艾灸助阳"。阳虚者是阳气不足的体质状态，通常有怕冷、四肢发凉的症状。而艾灸是夏季助阳的好办法。艾灸时可以选择"关元穴"和"足三里"这两个穴位。

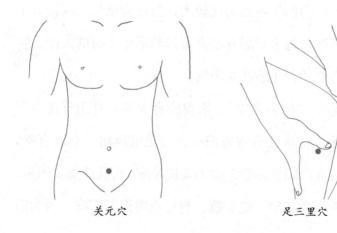

关元穴          足三里穴

关元穴位于肚脐下三根手指宽处，是强壮身体、补益元气的要穴；足三里位于外膝眼下四横指、胫骨边缘位置，取穴时以食指第二节沿胫骨上移，直至有突出斜面骨头阻拦处，即为此穴。足三里是保健要穴，能温补阳气，民间有"常灸足三里，胜吃老母鸡"的说法。

将艾条点燃，靠近这两个穴位，以熏灸时穴位局部红润潮湿为度，每日施灸一次，每次 20~30 分钟，对补助阳气效果明显。

凡成大事者，都善于"顺势而为"，而夏天就是阳虚者的"势"，以天之阳气助养阳，就像诸葛亮借东风，可以起到事半功倍的成效。

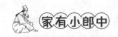 

第八节

# 久坐看书学习，常按合谷、大横

学习是同学们的第一要务！但是，由于在书桌前坐得太久，而且紧盯着书本，很容易出现眼睛干涩、眼肌痉挛、眨眼频繁等不适。从表面上看，久坐带来的直接问题是眼部和腰臀部的不适，但是从中医整体观上讲，无形中受伤害的却是"肝"和"脾"。

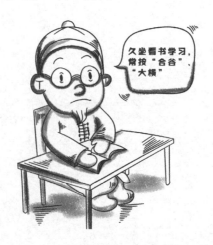

中医讲，"肝主藏血，开窍于两目，肝得血而目能视"。反之，如果用眼过度、长久视物（如显示屏、电视、书籍等），就会损伤肝目，使体内精血减少，从而出现视物不清、眩晕。事实上，在我们的手掌上有一个合谷穴，经常揉按对缓解眼睛疲劳有很大的帮忙。中医认为，合谷穴是人体手阳明大肠经上的重要穴位之一，按摩合谷穴可以使合谷穴所属的大肠经脉循行之处的组织和器官的疾病减轻或消除。由于大肠经从手走头，对于颜面上的病，如牙痛、头痛、发热、口干、咽喉痛以及其他五官疾病等都有疗效。在电脑前久坐的人在饮食上还可进行适当的调整，多吃些鸡肝、猪肝、胡萝卜、番茄等食物。

另外，在电脑前久坐还会伤"脾"。许多人在久坐后会感觉腰臀部不适，如腰痛、臀部不适等。事实上，表面上看是"久坐伤肉"，但中医认为皮、肉、筋、骨、脉各有所主。其中，"脾主肌肉四肢"，如果久坐而不活动，会使脾脏功能受损，从而导致肌肉萎缩，许多人在久坐后会感觉身体困倦就是这个道理。另外，脾虚还可诱发肥胖。因此，办公室一族在久坐后还可以按揉一下大横穴。大

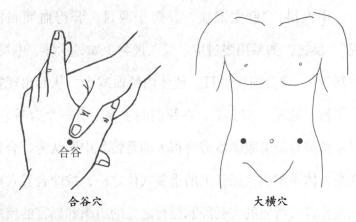

合谷穴　　　　　　　　　　大横穴

横穴也非常好找，肚脐旁开 4 寸就是了，经常按摩这个穴位，可以温中、健脾、理肠。

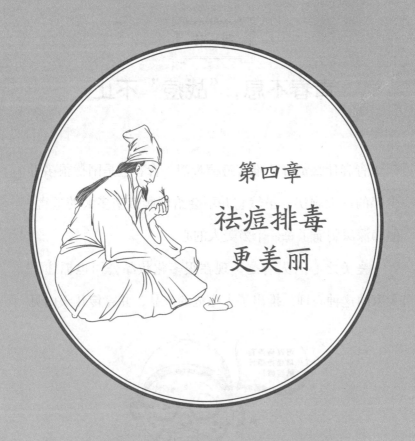

第四章

祛痘排毒
更美丽

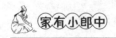

第一节

# 青春不息，"战痘"不止

青春什么都好，唯有痘痘难消。青春痘是困扰很多青少年的一大顽疾，虽然它并不会给健康带来多大的危害，但却深深刺痛了每一个爱美人的心。

爱美之心人人有之，现在很多化妆品公司也抓住了大家的这种心理，推出了去痘痘的产品，并宣传几天内见

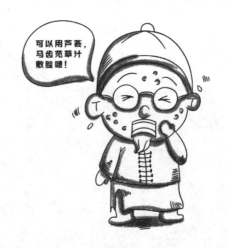

效，保证根治之类的，但这些话并不能轻易相信。

首先，青春痘难以根治，中医学认为正常的人体是一种平衡状态，当体内的某些功能失常，平衡就会被破坏，而反映在面部就会出痘痘。所以，青春痘难以根治，只要我们人体内健康的"天平"遭到破坏，就会长出痘痘。而之所以青少年易出，是因为青少年处于快速生长阶段，肝脏和脾脏功能不能完全协调，导致肝脾不和，脏腑间容易产生失衡。

其次，现代很多化妆品都含有化学成分，虽然有些当时很见效，但是危害也是一点点积累起来的。有些虽然也有一定的祛痘效果，但是可能毒副作用巨大，短时间使用，可能导致皮肤干裂，使用时间稍长，问题更多。所以拿一时的美丽，换一辈子的健康，这生意一点也不划算。

其实，使用天然无毒副作用的中草药来敷脸去痘痘，非常方便有效。下面就推荐两款中药敷脸法。

## 天然芦荟敷脸

用天然的芦荟捣碎或者榨汁，在晚上洁面后，将其敷在脸上20分钟后取下，并洗干净脸部，脸上红红的痘痘

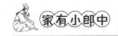

就会明显地暗掉，消炎效果非常好。

芦荟具有大家所熟知的湿润美容作用，研究显示，芦荟多糖和维生素对人体的皮肤有良好的营养、滋润、增白作用。尤其是对青春少女最烦恼的粉刺，芦荟有很好的消除效果。此外，芦荟还有抗菌、修复组织损伤，以及保护皮肤等作用。因为芦荟里面含有芦荟多糖等绝佳的消炎抗菌成分，能有效抑制痘痘、粉刺的成长，还能提高皮肤的抵抗力。

## 马齿苋草汁敷脸

马齿苋草捣碎榨成汁直接涂在患部，或加上蜂蜜调水当面膜使用，等待约 20 分钟后，以清水彻底洁面即可。

马齿苋为药食两用植物，全草可供药用，有清热利湿、解毒消肿作用。《本草正义》记载："马齿苋，最善解痈肿热毒，亦可作敷药。"特别对于一些脓疮、痘痘等化脓性皮肤病有很好的解毒作用。

肝郁则气结，很多时候脸上长青春痘和情绪有关，所以人一着急、焦虑、紧张就上火，长青春痘。所以青春痘患者应避免情绪焦虑和紧张，保持乐观愉快的情绪，要认识到这是一种暂时的生理现象。一些同学因为长了青春痘而产生自卑心理，这也是不可取的，越是自卑身体越是气血郁结，青春痘越疯狂地长。

平时洗脸时，青春痘患者要常用温水洗脸，避免用碱性大的肥皂，不用多油脂和刺激性强的化妆品，以免进一步填塞毛囊，使青春痘加重。洗脸时可用毛巾轻轻擦皮肤，让淤积的皮脂从皮肤排出，但绝不能用手挤、掐、挖粉刺，因为这样做容易感染，形成脓疱和瘢痕。

## 第二节

# 赶走黑眼圈，不要熊猫眼

疲劳是"万病之源"，人在疲劳状态下，健康的堤坝不堪一击，而黑眼圈就是健康防线快要崩塌的信号。

长期疲劳或者熬夜看书，很容易出现黑眼圈。熊猫拥有黑眼圈可以卖萌，因为人家是国宝，可是如果你也拥有了黑眼圈，那只能证明，你的身体目前正处于透支状态。

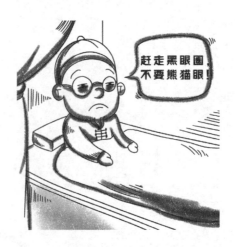

而且脸上长着黑眼圈还让人显得面容憔悴，年纪轻轻就备显老态。

那黑眼圈到底是怎么回事？有了熊猫眼究竟该怎么办？

中医认为，五色对应五脏，黑色对应五脏中的肾，一般眼眶周围发黑，是由于肾气虚衰所致。肾主水，肾气对体内的水液有蒸腾的作用，若肾气虚衰，则水液代谢失常，积于眼眶皮肤之下则发为"黑眼圈"。

此时可以使用的方法就是补肾，肾气足则推动气血有利，能够很快地活化面部气血，平衡阴阳，改善整体容颜问题。

肾如何补？古人有个好办法就是"白天食补，晚上睡补"。

食补就是吃补肾的食物。黑木耳、黑豆、黑芝麻都是性价比很高的补肾食材。黑木耳性味甘平，具有补气补肾、凉血止血等功效，且营养丰富，含有蛋白质、脂肪、糖类和钙、磷、铁等矿物质以及胡萝卜素、维生素等多种营养物质。入厨可炒、烧、烩、炖，既可作为主料成菜，也可

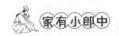 

作为冬瓜汤、鸡汤等汤菜中的配料。

黑豆有"营养仓库"之称，且外形就如同一颗小肾脏，入药确实有补肾强身、活血利水、解毒、润肤的功效，特别适合肾虚患者。黑豆基本不含胆固醇，只含植物固醇，而植物固醇不被人体吸收利用，又有抑制人体吸收胆固醇、降低胆固醇在血液中含量的作用。因此，常食黑豆，能软化血管，滋润皮肤。

黑芝麻性平味甘，有补肝肾，润五脏的作用，对因肝肾精血不足引起的一些症状有很好的食疗保健作用。而且黑芝麻含有的多种人体必需氨基酸，在维生素的参与下，能加速人体的代谢功能，将眼睛周围的色素沉淀代谢出去。

到了晚上，就可以通过睡觉来补肾了。晚上阳气回归肾脏，此时我们只要保证充足的睡眠就可以休养生息，其实生活中绝大多数的黑眼圈都是熬夜造成的。

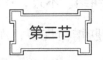

第三节

# 中医美白有妙招

俗话说,"一白遮百丑"。每位女生都希望自己拥有白白净净的皮肤,不过,白皙的皮肤一方面靠天生,另一方面则靠自己护理。护理就是保养,对于女孩子来说,最感兴趣的除了漂亮的衣服就是化妆品了。

可是,学生群体面对品牌多样的化妆品,很多只能望

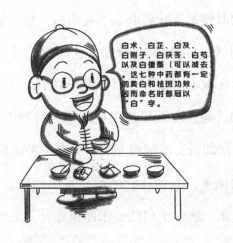

洋兴叹，因为化妆品这种产品，便宜的不敢用，贵的又消费不起，实在是令人纠结。不过，中医有一个名为"七子白"的面膜，能让皮肤增白许多，而且最主要的是廉价，质量可靠。

这"七子白"，是中医美容的经典验方。顾名思义，需要用到七种中药，分别是：白术、白芷、白及、白附子、白茯苓、白芍以及白僵蚕（可以减去）。这七种中药都有一定的美白和祛斑功效，因而命名时都冠以"白"字。

在药店里均等地买齐以上7味药，第一次可以少买一点。在购买的时候要求药店老板帮忙打成细粉，一般药店里都有研磨机，不是什么难事。

使用的时候每一味药取2~5克药粉，加适量纯净水调成均匀的糊状，放置约10分钟，让药材充分软化，这款面膜就大功告成了。如果使用者皮肤偏干，可在面膜中加少许纯牛奶，油性皮肤可加少量酸奶。待敷上半个小时，再用温水洗净即可，清洗脸部后，会有一种嫩滑的感觉。

除了白僵蚕，其他几味药都是常用药物，价格适中，如果平均下来，这七子白的一张面膜才合几毛钱一张，比那些名牌化妆品实惠多了，非常适合经济还没有独立的同学们使用。

需要注意的是，面膜所用的材料都是中药。如果敷用后出现红肿等过敏反应，应立即停用。可根据个人情况，酌情决定敷用的频率。一般来说，用中药做成的面膜见效不会太快，大家一定要耐得住性子，这就像孔雀开屏一样，最美好的时候要在耐心等待之后才能看见。

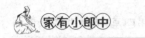 

第四节

## 了解何首乌，防治少白头

现在不少学生存在"少白头"的现象。年纪轻轻就长出了白头发，难免会遭受同学们的耻笑，甚至还会得到一个"小老头"的绰号，从而种下自卑的种子。

中医学认为"发为血之余"，头发的生长与先天肾气、肝肾精血密切相关。如果肾气不足、肝肾精血亏虚，头发

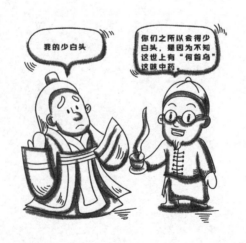

就会失去濡养而不润泽，或早白或脱落。

很多人因少白头而暗自苦恼，而我想对他们说，这世上有"何首乌"这味中药可以防治少白头。何首乌可补益精血、乌须发、强筋骨、补肝肾，千百年来一直是人们养发护发的佳品。

鲁迅先生曾描述何首乌说："何首乌藤和木莲藤缠络着……何首乌有臃肿的根。有人说，何首乌根有像人形的，吃了便可以成仙……"

其实，何首乌吃了可以成仙是无稽之谈。但何首乌能使人白发变黑、益寿延年的说法却不是浮夸之谈。这从古代医家对它的评价就可以看出，比如《本草纲目》就曾说，何首乌能"养血益肝，固精益肾，健筋骨，乌须发，为滋补良药，不寒不燥，功在地黄、天门冬诸药之上"；《开宝本草》也说何首乌能"益气血，黑髭鬓，悦颜色，久服长筋骨，益精髓，延年不老"。

关于何首乌名字的由来，还有一则有趣的故事：话说唐朝时有一个姓何的人，从小体弱多病，不能生育，直到58岁尚未娶妻成家。一日，这老何喝醉了，卧于山野之间，

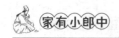

朦胧中看见两株相距三尺多的藤本植物忽然苗蔓相交，久而方解，解而又交。便挖了它的根，回家捣成末，每天早晨空腹合酒服下。

服了一年后，老何原本花白的头发变黑了，人也年轻了，诸病全无，于是娶妻成家，十年之内还生了好几个儿子。此后，老何便将此物当传家宝一代代传了下去。到了孙子这一辈，有个叫何首乌的，不但体质强健，子孙满堂，而且到了130岁时头发仍然乌黑如漆。后来有人来问，才知道是服用了这种神奇药材的缘故。因为药方是从何首乌那传出来的，当地居民便给这种药取名为"何首乌"，当作延年益寿、乌发驻颜的食品流传了下来。

到了明代嘉靖初年，邵应节真人以此方进贡，世宗服用后头发乌黑，连生子嗣，何首乌因此名扬天下。

那既然何首乌有这么神奇的功效，该如何服用呢？最简单直接的方法就是泡茶喝，每次取制何首乌（炮制后的何首乌）6克，用开水冲泡当茶喝，直到味淡为止，每日1~2次。此外，何首乌还可以做药膳，比如用何首乌煲鸡汤、煮鸡蛋、熬粥等，都是不错的选择。

在民间，有一个用来治疗头发早白的食疗方，叫"首乌蒸蛋"，具体做法是：将100克制首乌熬成300毫升药汁，然后每次取十分之一，加两个鸡蛋及味精、精盐、香油等调料，搅匀，蒸成蛋羹来食用，对于乌发的效果非常不错。相信只要大家学会使用何首乌，就可以轻松给自己治疗"早生华发"了。

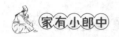 

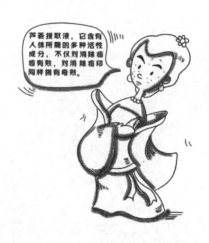

---

第五节

# 巧用芦荟去痘印

正所谓"一波还未平息，一波又来侵袭"，令人苦恼的青春痘好不容易下去了，原本干干净净的皮肤上却留下不平的痘印，如果不去管它，它很有可能一直留在皮肤上，到时候害得脸蛋就像是月球的表面，十分难看。

消除痘印，不需要名贵的化妆品，简简单单的芦荟就能解决问题。翠叶芦荟具有伤口康复、治疗皮疹、改善皮肤、修复肌肤、排毒养颜等功能，成为最广泛应用于个人护理、保健产品中的天然植物之一。芦荟提取液含有人体所需的多种活性成分，不仅对消除痘痘有效，对消除痘印同样拥有奇效。

具体使用芦荟的方法是：

第一步，先取适量的芦荟，榨取芦荟液体。然后蘸取少量涂抹于面部，观察半个小时，看是否存在过敏反应。如果没有就可以放心使用了。

第二步，清洗面部，使用芦荟前先把脸洗干净，最好的办法是用洁面乳彻底清洁面部肌肤。

第三步，摘取新鲜芦荟叶，并将芦荟叶洗干净并去皮。然后用小刀把芦荟两边的刺给割掉（一定要仔细检查是否真的去刺干净，要预防涂抹时刺痛自己的脸）。随后把芦荟剥开，把里面的透明胶质直接涂抹于脸上。

在长痘的地方可以多涂抹一点。敷好面膜后可以平躺，紧闭双眼和嘴，让脸皮肌肉处于松弛状态，15~20分钟即可。最后洗净肌肤的残留液体，并用爽肤水和保湿乳液保

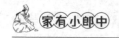

湿。这样不仅能够有效保持芦荟的滋养效果，更有利于肌肤的改善。

你们看，这个方法是不是超级简单，而且芦荟还非常好成活，大家没事还可以多种一点芦荟，需要的时候就剪掉一根，用上文的方法涂抹在脸上，消除痘印。当然在没有办法找到新鲜的芦荟时，去护肤品店买一瓶质量可靠的芦荟胶同样是不错的选择，只需要在每日洁面保湿之后，涂抹于痘痘处即可。

## 第六节

# 自己做个小药枕，芳香化湿

在炎热夏季，麦收之后农民会将麦秆堆成一座座山丘模样的麦垛，一阵雷雨过后，麦秆被淋湿了，隔段时间后你将手伸进麦垛内，就会感觉到里边又潮、又湿、又热。湿热蕴藏在麦垛内，时间一长，里边的麦秆就会腐烂、发酵，农民再用它作为肥料。

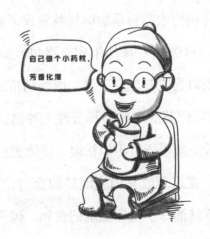

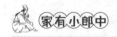 

湿和热结合容易形成湿热之邪，其实，咱们的身体也是这样。有些同学会感觉身体困倦，皮肤油腻，脸上生痘痘，大便不爽等，这其实就是身体内有湿热了。

中医认为，芳香类的食材味辛而性走窜，可以燥湿，又可以打开肌肤的毛孔。早在古代，先人们就已懂得用白芷等芳香类药物做药枕或是香囊，以清暑利湿、辟秽安神。所以日常可以多吃香菜、生姜、小茴香、桂皮、茯苓、白术、小米、冬瓜、赤小豆等。这些食物都有助于湿热体质者健脾祛湿。

同时，还可以多喝"薏仁茶"，薏苡仁性味甘淡微寒，有利水消肿、健脾祛湿、清热排脓等功效，是常用的利水渗湿药。传说神农尝百草的时候就发现了它，见它婀娜多姿的英姿，白圆如明珠的果实，微风吹拂中是那样的可爱，神农氏以为它是仙女下凡，因而动情地称它为"薏苡人"。喝薏苡仁茶的时候，每天晚上冲泡，用开水浸泡一晚，第二天空腹喝下，不但祛湿，还能美白。

其次，要避免吃易内生湿热的食物，不要抽烟喝酒，更不要吃辛辣油炸、过甜肥腻的食物。因为脾胃有运化水湿的作用，而大热、大补的食物容易加重脾胃负担，造成无法及时将水湿排出去。

因为"脾主运化"，脾的功能如同自来水厂，要把水液运化到四周脏腑，如果脾失健运，则会水漫金山，形成内湿，此时就要从脾治疗。如果不想吃饭、浑身没劲，或者饭后感觉胃满满的、腹胀、拉肚子，可以用炒山药和炒鸡内金，按1∶1的比例混合打成粉，每天取一勺冲着喝，也能健脾化湿。

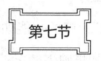

# 第七节

## 这些中医治疗腹泻的常识，
## 一定要记好

其实，排便即是排毒，但是有一种方式的排便却能影响身体健康，这便是生活中经常会遇见的"腹泻"。腹泻想必同学们都经历过，但是经历过的同学绝对都不想再经历了，因为腹泻令人又痛苦又尴尬。

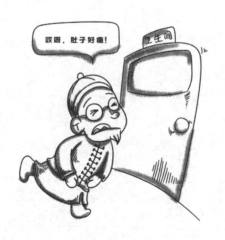

引起腹泻的病根儿在脾胃。正所谓"泄泻之本，无不由于脾胃"，中医认为引起泄泻的原因比较复杂，但总离不开脾胃功能的障碍。

研究显示，正常人每日大约有 9 升液体进入胃肠道，通过肠道对水分的吸收，最终会有 100~200 毫升的水液与粪便混合，以起到滋润的作用。此时排出的便不燥不湿，恰到好处。"脾主运化"，身体内这么多水液聚集到中焦之后，要依靠脾的运化功能四散出去。但如果脾的功能受到影响，水液就排不出去，反而会稀释粪便，最终会泄泻如水，产生腹泻。所以，运脾是治疗腹泻疾病的关键。

引起腹泻的原因很多，青少年最常见的有以下几种。

## 伤食型腹泻

伤食腹泻一般就是暴饮暴食造成的，饮食量超出脾胃负担能力，致使其"消极怠工"，胃肠功能紊乱。简单一句话就是吃太多了，消化不动。所以，伤食引起的腹泻，表现出腹胀、肚痛，伴有呕吐，口中有酸臭气味，不思饮食；大便稀溏，夹有不消化食物，气味酸臭；腹部胀痛拒

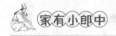

按，夜卧不安。

伤食型腹泻可用荠菜汤治疗。取鲜荠菜 30 克，加水 200 毫升，文火煎至 50 毫升，1 次服完，每日 2~3 次。具有很高的药用价值，具有和脾、利水、止血、明目的功效，具有很好的止泻作用。

## 风寒型腹泻

风寒腹泻是因为吃了生冷食物或者受寒了，脾阳不振，温煦无力。风寒型腹泻有大便稀薄如泡沫状、色淡、臭气少、肠鸣腹痛，或伴有发热、鼻塞流涕等症状。

有两个食疗方剂可以用于治疗。

（1）姜茶饮：取绿茶、干姜丝各 3 克，放在瓷杯中，以沸水 150 毫升冲泡，加盖温浸 10 分钟，代茶随意饮服。干姜是温热之物，可以散寒温阳；绿茶有助于抑制和抵抗病毒，茶多酚有较强的收敛作用，对病原菌、病毒有明显的抑制和杀灭作用，对消炎止泻有明显效果。

（2）粳米固肠汤：粳米 30 克，山药 15 克，共煮粥，熟后加胡椒末少许、白糖适量调服。山药是补益脾胃的良药，自古是"皇家贡品"。胡椒辛热，能开胃止痛，温中散寒。粳米是大米的一种，其粥有"世间第一补"之美称，能益脾胃。

## 湿热型腹泻

湿热型腹泻多发于夏秋之交，多是外受湿热疫毒之气侵及肠胃，郁遏于中焦，湿热郁蒸，气血阻滞所致。症状表现为泻下急迫、泄而不爽、肛门灼热、烦热口渴，小便短赤。

对付这类腹泻有一个药最为灵验，就是"藿香正气水"，很多人在湿热旺盛的夏季都服用过。

另外，还可以用"橘枣茶"改善症状。取红枣 10 只，洗净晾干，放在铁锅内炒焦，取陈皮 10 克，二味一起放入保温杯内，用沸水浸泡 10 分钟，饭后代茶饮，每日分 2 次服。红枣补脾益气，养血安神，炒焦后增加补脾的功效，陈皮理气化湿。

## 脾虚型腹泻

脾虚腹泻是由于脾虚失运，湿注肠道所致。表现为时

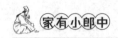

泻时止，或久泻不愈、大便稀薄、食后便泻、面色苍白、稍进油腻食物则大便次数增多。

脾虚者一般是阳气虚，因此应该振奋阳气。可以栗子汤治疗，取栗子 3~5 枚，去壳捣烂，加适量水煮成糊状，再加白糖适量调味，每日分 2~3 次服用。

栗子是一种香甜佳果，性温，味甘平，入脾、胃、肾经。有养胃健脾，补肾强筋的功效，《名医别录》记载："栗子主益气，厚肠胃，补肾气。"而且栗子营养丰富，一碗栗子汤不但温脾阳以止泻，还能让虚弱的身子迅速恢复活力。

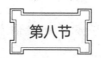

# 第八节

# 胖一点的同学请看这里

这一节是专门写给胖一点的同学的，请留意。

越是肥胖的人越容易生痰，这是因为体型肥胖者多为痰湿体质。体型肥胖者，因为多食肥腻之物，腹部肥满松软，水液在脾胃部位聚集，经久不散，就会生湿、生痰。

痰湿体质是目前比较常见的一种体质类型，当人体

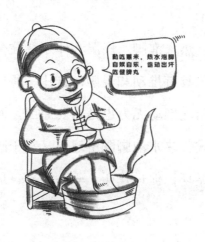

脏腑、阴阳失调，气血津液运化失调，易形成痰湿时，便可以认为这种体质状态为痰湿体质。这里所提到的"痰"，并非只指一般概念中的痰，而是指人体津液的异常积留，是病理性的产物。

改善痰湿体质，大家可以分五步走。

第一步：勤吃薏苡仁。薏苡仁具有容易被消化吸收的特点，不论用于滋补还是用于医疗，作用都很缓和。薏苡仁入药有健脾、利尿、清热、镇咳之效，而且营养价值很高，被誉为"世界禾本科植物之王"。平常，薏苡仁可以和红枣、莲子煮粥，如果没有煮粥的时间，用清水泡半天，在做米饭、煮面、煲汤的时候放一小勺，保证每天摄入一定量即可。

第二步：热水泡脚。痰湿和体寒往往分不开，因为身体里的阳气具有推动和温煦的作用，所以，水液停滞化湿生痰，阳气推动无力也是重要原因。而泡脚是最便宜的温阳方式，热水泡脚既解乏，又利于睡眠，可以改善局部血液循环，促进代谢，驱除寒冷，最终达到化湿祛痰的目的。

第三步：自娱自乐。自娱自乐是一种心态。人的情绪会影响健康，如果人常年处于慢性压抑之下，会使血液中葡萄糖和脂肪酸升高，患糖尿病和心脏病的风险加大。另外，压力还会使人体胆固醇水平上升，更易诱发心血管病。因为，我们要时刻保持一种乐观的精神，无论是看电影、玩游戏还是睡觉，都要放松、快乐。

第四步：运动出汗。生命在于运动，运动可以强壮筋骨、充实肌肉、活跃气血，让身体由内而外都趋向于健康的状态。对于痰湿体质者，运动更为重要，因为痰湿体质者多肥胖，而运动可以有效减肥。需要注意的是，痰湿体质者在运动的时候一定要达到出汗的效果，因为出汗也是排湿的一种途径。

第五步：吃健脾丸。一般痰湿体质者都是口味重的人，但饮食习惯难以改变，于是造成脾脏长时间超负荷运作，导致脾虚，脾虚进而运化水液无力，反过来又加重了痰湿。这时就多吃点健脾丸吧。健脾丸健脾开胃，用于脾胃虚弱，脘腹胀满，食少便溏。中药店里都有这个药，痰湿体质者可以在家中常备一点，请注意，最好在医生的指导下使用。

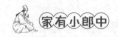 

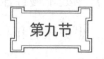

第九节

# 排便就是排毒

在这里跟同学们讲讲"拉臭臭"的问题，不要觉得这是个小事情，其实它与健康关系非常大。

我们每户家庭都会生产垃圾，这些垃圾滞留在屋子内，每隔一段时间就需要倾倒到屋子外边。因为在室内时

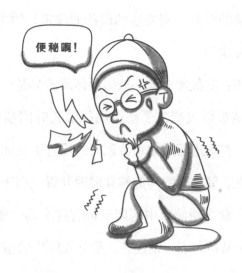

间久了，就会腐烂变质，滋生细菌，污染屋子里的空气。

同理，咱们每天进食食物，在补充营养物质的同时，也制造出不少"垃圾"。理想的状态应该是"取其精华弃其糟粕"，将无用的垃圾定时排出体外。而咱们每天的排便就是充当了"倒垃圾"的功能，大便"勤奋了"，身体内部就会洁净。

所以，排便就是排毒，身体内无毒素，则百病不生。但是生活中，由于各种各样的原因，"便秘"时有发生，导致出现排便次数减少、粪便量减少、粪便干结、排便费力等症状。这就像环卫工偷懒了一样，不及时清扫，周围环境很快就会被搞得乌烟瘴气。

中医很重视便秘对人体的影响，早在汉代，医家便提出腑气不通致衰的理论："五味入口，即入胃，留毒不散，积聚既久，致伤冲和，诸病生焉。"说明了保护大便通畅，有助于延年益寿的道理。

那么，长久便秘，对人体有什么危害呢？下面就列举一下便秘的"六宗罪"。

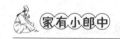

## 一宗罪：影响美容

大家经常听到一个词，叫"排毒养颜"，说的是当人体的粪便长时间滞留在肠道内的时候，腐熟物质会异常发酵，腐败后可产生大量有害的毒素，这些毒素顺着人体气血运行会遍布到身体各个位置，进而使皮肤易生痤疮、面部色素沉着、皮疹等，影响美观。

## 二宗罪：导致肥胖

粪便滞留在肠道会被人体二次消化和吸收，毒素便会乘机而入，造成身体的消化吸收和代谢系统出现问题，可能引起便秘型肥胖。特别是当下半身血液循环减慢，极易形成梨形身材及腹部肥胖。

## 三宗罪：产生体臭

大便是臭的，这一点毋庸置疑。而且大便不是排出体外才臭，而是在体内就会散发臭气。如果不及时排便，这些臭气就会走其他通路，从人体的汗腺和口鼻处排出，也就是引起口臭和体臭。

## 四宗罪：饮食无味

便秘可使腐败的物质在下焦聚集，引起腹部胀满，久而久之，所化生的湿热之邪还会困扰脾胃，胃主受纳，脾主运化，脾好才能有食欲，胃健才能吃得下，脾胃不好自然是食而无味，出现厌食、恶心、

## 五宗罪：神经衰弱

便秘容易产生内热，内热则耗损津液，使体内阴液亏虚，五脏六腑如同被炙烤一般，出现烦躁不安、心神不安、失眠等，在西医中被归为"神经衰弱"的症状。

## 六宗罪：并发疾病

便秘使毒素滞留体内，这就犹如"养虎为患"，易诱发其他问题。便秘病人可并发多种肛肠病，如痔疮、肛裂、直肠脱垂等。此外，便秘病人体内的有害毒素持续刺激肠

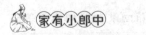

黏膜，易导致大肠癌。

　　人们喜欢干净的环境，我们的脏腑也是，一个无毒的体内环境，会让我们身心愉快，百病不生。因此，一旦患了便秘，要立即找出原因，及时治疗，以免后患。

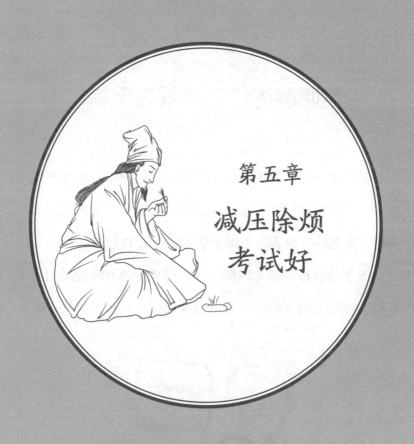

第五章

减压除烦
考试好

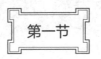

# 第一节

# 常吃酸枣仁，失眠去无踪

百善孝为先，我国是一个崇孝守信的国家，相传古代就有一个非常孝顺的女孩子，她的名字叫酸枣。酸枣的母亲得了失眠症，每天每夜睡不着觉，十分疲惫和痛苦。

为了治好母亲的失眠症，酸枣历尽千难万险进深山采草药，一路上洒下的汗水和鲜血变成了一些枝条坚硬、有

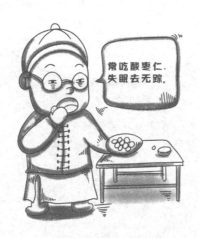

芒刺的小红树。姑娘把这树枝砍了两大捆拿回家当柴烧，不料火中突然发出"噼啪"的声音，随之飘溢出清异的果香，原来是树枝上的小红果被火烤焦，蹦出黑红色的光皮果仁。母亲吃了这些异香扑鼻的果仁，睡了一个甜美的好觉，多年的失眠症终于彻底好了。感念姑娘孝心的乡亲们便用她的名字给这果形如枣、酸味特浓的果树命名了。

酸枣仁自古就是著名的治疗失眠的良药。中医认为"肝藏魂"，肝血虚则魂不安，虚火扰心则神不宁，故出现虚烦不得眠。酸枣仁性平，味甘酸，最主要的功效就是养血补肝、宁心安神，有很好的镇静、催眠作用。《名医别录》说酸枣仁"主烦心不得眠"。

失眠是一件非常痛苦的事情，晚上睡不着觉，白天就无精打采，影响工作和学习。遇到这种情况，不妨向酸枣仁寻求帮助。

经常因为心烦而导致失眠多梦的人可以将酸枣仁10克研成细末，加粳米60克，为自己熬一碗酸枣仁粥，每天早、晚各喝一次，就能睡好觉了。

平常学习压力大，精神紧张者，每天也可取两三枚酸

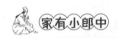

枣仁泡茶喝，可以很好地预防失眠。

当然，如果失眠严重的话，单独一味酸枣仁，药力就显得势单力薄了，此时我们可以再跟它配一味同样治疗失眠的药物——夜交藤。

提起夜交藤，大家可能觉得非常陌生，其实它和乌发生发的何首乌属于同一植物。夜交藤是何首乌的藤茎，因夜里会自动相互交合而得名。中医认为，夜交藤性平无毒，味甘微苦，入心、肝经，有安神养血、祛风通络的功效，主治虚烦不眠。

取夜交藤60克，酸枣仁60克，每日一剂，水煎取汁，分早、晚2次服用，可以治疗较为严重的失眠症。

在陕北有这样一首民歌，带着酸枣的甘香清甜，带着信天游的高亢淳朴，在广袤的黄土高原上久久回荡：

清早摘瓜过前湾，

崖畔上的酸枣红艳艳。

拦羊的哥哥打下它，

扑啦啦啦，落下了一铺滩。

我悄悄地走过去，把酸枣放嘴边，

哎呀酸不溜溜甜，甜格丝丝酸，

害得我丢了柳条篮篮，丢了柳条篮篮。

在这甜美的爱情吟唱中，酸枣仁让我们暂时远离了失眠、抑郁的困扰，怀着对美好爱情的向往，酣然入梦。

这便是酸枣仁治疗失眠的办法。不过生活中有一种失眠并不是病理性失眠，而仅仅是因为白天睡多了，生物钟紊乱。一般成年人每天的睡眠时间有六七个小时足够了。如果白天赖床，睡到日照屁股，到了晚上自然睡不着。所以，大家要保持良好的睡眠习惯，不要睡懒觉，即便是周末也不要大睡，否则，生物钟紊乱了，晚上又要失眠了！

# 第二节

# 疏肝解郁，轻松面对挫折

　　人生不如意，十之八九。面对挫折或者不顺心的事情，有的人能够乐观面对，但有的人却陷入忧郁寡欢的境地。

　　但是，**这种消极情绪是可以改变的**，在中医理论中，人的情志活动，除了为心所主宰外，还与肝的疏泄功能有密切的关系。肝的疏泄功能正常，气机调畅，方能保持精

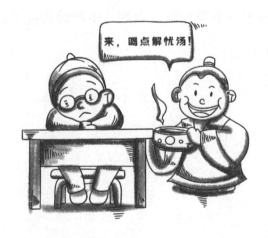

来，喝点解忧汤！

神乐观，心情舒畅，气血和平，五脏协调。反之，若肝主疏泄功能障碍，气机失调，就会导致精神情志活动的异常。

如果肝气亢盛，则情志上表现为怒。而如果肝气郁结，那在情志上就表现为悲。过于悲伤则会长时间处于抑郁之中，这对健康是非常不好的。历史上像屈原、阮籍、郁达夫这些浪漫悲伤主义者，往往都没活多长。

人在肝气郁结时，往往表现为心情不好、茶饭不思，此时可以用一些疏肝解郁的食疗方。

## 沙参佛手粥

取沙参、山药、莲子、佛手各20克，糖适量，粳米50克。先将山药切成小片，与莲子、沙参一起泡透后，再加入所有材料，加水用火煮沸后，再用小火熬成粥。

沙参可以益气养阴，佛手疏肝健脾，《本草再新》记载："治气舒肝，和胃化痰。"莲子补脾止泻，养心安神；山药补脾养胃，生津益肺。本食疗方具有益气养阴、理气健脾、清心安神的功效。

# 月季玫瑰理气茶

月季花9克（干品），玫瑰花9克（干品），红茶3克。上3味制成粗末，用沸水冲泡10分钟，不拘时温饮，每日1剂，连服数日。

玫瑰花药性温和，能温养人的心肝血脉，舒发体内郁气，舒缓情绪，常常用于春季疏肝解郁。《本草正义》说："玫瑰花，香气最浓，清而不浊，和而不猛，柔肝醒脾，流气和血，宣通窒滞而绝无辛温刚燥之弊。"月季味甘、性温，入肝经，有活血调经、消肿解毒之功效；红茶性温，可以理气调经，非常适合女性饮用。此茶饮方具有理气解郁的作用，适合长期饮用。

## 解忧汤

黄花菜25克，合欢花10克，加水煮半小时，用药汁对蜂蜜，睡前喝一杯。

白居易有诗说："杜康能散闷，萱草解忘忧。"诗中的萱草指的就是黄花菜，黄花菜又叫忘忧草，入药能除烦、安神、解郁。合欢花可以疏解心中郁闷之情，令人欢乐无忧。这两个配合一起就能让你每天保持好心情。

生活中每个人都可能会遭遇不幸，每个人都会有不开心的时候。我们可以通过痛苦来释放情绪，但一定不要就此而一蹶不振，在悲痛中无法自拔，因为长期的悲伤忧郁会对我们的身体造成很大的伤害。

古有"福祸相依""塞翁失马，焉知非福"的说法，其实很多事情都有多面性，有时候换个角度看问题，坏事也不一定是坏事。比如遭遇一次考试失利，你可以想，这也许是老天惩罚我最近学习不用功，为了鞭策我努力学习；如果被朋友欺骗，你应该庆幸一早看清了朋友的真面目，知道此人不足以交往。从这方面看，情绪不好实质上都是由于思维方法不对所致。

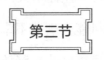

# 清心火，除心烦

有不少同学反映，有时候坐在课桌前非常烦躁，虽然两眼盯着书本，但什么也看不进去，心里乱糟糟的。

心烦则意乱，相信很多人都有这样的遭遇，特别是在炎热的夏天。夏季对应五脏中的心，夏季炎热，心火旺盛。中医认为"心为神之居"，神主管着人的意识形态，想象

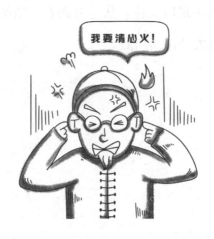

一下把神在火上炙烤，搁谁谁都会烦躁不安。

所以，除心烦的方法非常简单，就是三个字"清心火"。

中医认为"苦味入心"，适量吃一些苦味的东西可以驱除心火。现代研究证明，苦味食品中所含有的生物碱具有消暑清热、促进血液循环、舒张血管等药理作用。苦味以其清新、爽口的味道刺激舌头上的味蕾，激活味觉神经，在增进唾液分泌的同时，还可刺激胃液和胆汁的分泌，从而能增进食欲，促进消化，对增强体质有益。

吃苦去火，首推莲子心，它味苦，可以发散心火，清心醒脾。虽然有寒性，但不会损伤阳气，是很好的化解热毒的食物。现代药理研究也证实，莲子有镇静、强心、抗衰老等多种作用。

莲子的食用方法有很多种。比如可以做成莲子汤，取莲子30克，栀子15克，加冰糖适量，水煎服用，具有清心泻火的作用。

也可以做成冰糖莲子银耳羹，莲子（带心）100克，水发银耳100克，枸杞子10克，冰糖80克。将莲子、银耳用水泡发后，把所有的原料放入碗中，加入400克水，打上保鲜膜，在锅中慢慢蒸，蒸至汤汁略稠即可。此羹香甜软糯，不但让人心情舒畅沉静，还具有滋补养颜的功效。

还可以做莲子排骨、莲子八宝粥、莲子红枣汤等，大家在网上搜一搜，就能找到很多制作方法。需要注意的是，以上所有的莲子都要选用不去心的，莲子心是莲子中央的青绿色胚芽，味苦，有清热、固精、安神、强心之功效，将莲子心2克用开水浸泡饮之，可治疗高烧引起的烦躁不安、神志不清等症，清热效果非常明显。

除了"吃苦"能祛火，拍拍"胳肢窝"也可以祛火除心烦。具体操作方法是：左手上举，手掌向上，用右手手掌拍打左腋下；再上提右手，用左手拍打右腋下，每次拍打30~50次，反复5遍。之所以有效，是因为此处有一个穴位叫"极泉穴"，按摩此穴有宽胸理气、通经活络的作用。

生活中有个词语叫"心急火燎"，形容人遇事一着急就容易上火。古人认为清心火的关键在于"慎起居、调情志"。当今社会生活节奏快，学生的学习压力大，再加上生活上各种不开心的事情，很容易产生心烦易怒、忧郁焦虑等不良情绪或心理。所以我们对待事情一定要有一颗平常心。

在心理学上，有一个"转移注意力"的行为疗法对避免心烦效果不错，大家可以试一下：如果你对某件事或者是某个人感到心情烦躁，注意力无法集中，就不要强迫自己了。这时最应该做的是放松心情，做一些可打发时间同时又不会耗费脑力的事，不妨听听音乐，看看电视。只有在你的心情得到缓解和放松以后，才能有精力去做自己该做和想做的事情。

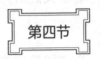

## 第四节

# 晚上爱做梦，也是一种病

俗话说，"日有所思，夜有所梦"。就是说白天对什么事情思虑过多，夜里就会梦到。

做梦是再寻常不过的事情了，但从中医角度来说，夜主阴，阴主静。到了晚上，人体不管从身体上还是思想上都应该休息、入睡。而频繁做梦，就是精神高度活跃的结

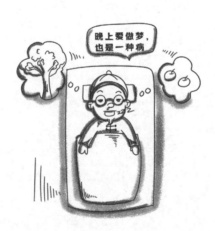

果，并不是一件正常的事情。

中医认为，人的精神主要有两个活动场所，一个是心，一个是肝。心藏神，是"精神上班"的地方。肝藏魂，是"精神休息"的地方。古代医书上说："卧则魂归于肝"，精神白天上了一天班，晚上回到家就该休息了。休息自然是放空自己，什么也不想，什么也不干，这样基本上就不会做梦，但是如果魂在肝中待不住，休息不好，这跑跑，那跳跳，精神依旧活跃，那人就会在睡眠中做梦。

这种现象，在中医上称之为"肝不藏魂"。我们反过来想，魂为什么不在肝里待，那肯定是因为休息的地方不舒服。

有一种多梦情况是因为肝中有热，好比夏天屋子里没有空调，那我们宁愿在外边溜达也不愿回屋子睡觉。肝热会引起多梦，睡眠不稳定，半夜醒后还有口苦、口干、口渴、身体闷热的症状。对于肝热引起的多梦，有一种中成药叫"丹栀逍遥散"，能养血健脾，疏肝清热，主治肝郁血虚，内有郁热而多梦失眠。这个药一般药店都有出售，按照说明书服用即可。

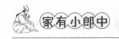

如果不想服药，还有一些食疗方，也是不错的选择。比如可以泡茶饮用的"五花茶"，取金银花、菊花、槐花、木棉花和鸡蛋花这5种花各50克。浸泡10分钟后猛火煲15分钟左右，放凉后可以放蜜糖调味。可以清肝热，去心火。

还有一种多梦情况是因肝血虚。血舍神，神藏于肝血之中，肝血虚好比家徒四壁，没吃没喝、无儿无女，回去也没什么意思，所以也不愿意在家里待。肝胆互为表里，肝血虚则胆亦虚，所以肝血虚者的症状除了爱做梦，还表现为爱做噩梦、易惊醒。对于肝血虚就要用养血之药，把肝血补上去。

"补肝四物汤"是中医补肝血的经典方剂。取当归9克，熟地黄9克，白芍12克，川芎3克，枸杞子9克，炒枣仁9克，龙齿6克，水煎服。此方补养肝血，主治肝血不足引起的多梦易惊，胆怯怕事。方中当归、熟地黄、白芍、川芎合称四物汤，补血调血，其中重用白芍，取其味苦有滋胆之功，枸杞子补益肝肾，炒枣仁、龙齿养肝镇惊而安神。血足神安，睡眠自然就会踏实。

此外，中医讲究"以脏补脏"，如果晚上易做噩梦，白天就可以进补一点动物的肝脏，比如鸡肝味甘而温，补血养肝，为食补养肝之佳品，较其他动物肝脏补肝的作用更强。具体用法是：取新鲜鸡肝 3 只，大米 100 克，同煮为粥服食。

总之晚上爱做梦，也是一种病，人在晚上得不到休息，白天就会无精打采，除了影响学习，还会让身体抵抗力下降，成为引发其他疾病的导火索。

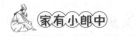

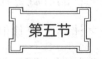

# 焦虑——考试的头号克星

　　说起焦虑，最令大家可恶的不是因为它给身心带来多大的痛苦，而是每到考试临近的时候，因为它的出现，而令我们考场失意，原本能考出好成绩的，结果因为发挥失常而名落孙山。

　　引起焦虑的原因有很多，比如，压力过大、突发事件

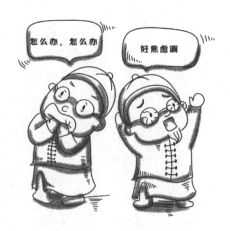

等都可导致焦虑。有什么事情都憋在心里，不告诉任何人，心理负担太多，也可造成心理疾病。

在中医中，焦虑属于"惊证"范畴。金代名医刘完素就提出："惊，心卒动而不宁也。火主动，故心火热甚也。"

对于这类疾病，中医上有一个非常奇特的命名，叫"百合病"。"百合"是和植物百合有关吗？没错，"百合病"的命名与中医药从单方的基础上发展而来有关。因百合治疗这种病有效，故以百合来命名。比如百合地黄汤、百合知母汤、百合鸡子汤、百合滑石散等。

中医学认为，本病多因素体气血亏虚，复为七情惊恐所伤。百合清新淡雅，从外形上就给人以舒服的感觉，可以缓解焦虑的情绪。百合入药归心、肺经，具有养阴润肺、清心安神之功效。

平常在饮食上我们就可以多和百合打交道，生活中有很多百合食疗方，我们都可以长期服用，对抗焦虑有不错的效果。

## 百合粥

取百合 50 克，粳米 60 克，先将百合与米分别淘洗干

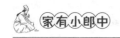

净，放入锅内，加水，用小火煨煮。等百合与粳米熟烂时，加糖适量，即可食用。

## 百合汤

将百合除去杂质洗净，在清水中反复漂洗后加水入锅，用水煮至极烂，加入适量白糖，带汤一并食用。

## 百合炒菜

取百合鲜品 50 克，里脊片 50 克，用盐、蛋清、湿淀粉拌和，同入油锅翻炒至熟，加入适量的调味品即成。此菜味醇而不腻，脆甜清香，具有补益五脏、养阴清热的作用。

## 百合茶

取百合 10 克，白糖适量，加 200 毫升开水即可饮用。

## 冰糖炖百合

取百合、冰糖各 60 克，款冬花 15 克。将百合洗净后，一瓣瓣撕开，与款冬花一同放入锅内，加水适量。文火炖至快熟时，加入冰糖，炖至百合熟烂时即可服食。

# 清蒸百合

取百合鲜品 500 克，白糖适量。将百合洗净后掰开成片状，置于盘中，加白糖蒸熟即可。此谱出自《素食说略》，具有润肺止咳、清心安神的功效，可治疗失眠、心烦等病症。

# 百合冬瓜汤

取百合 50 克，冬瓜 400 克，鸡蛋 1 枚。将百合洗净撕片，冬瓜切薄片，加水煮沸后，倒入鸡蛋清，酌加油、盐拌匀熬汤，至汤呈乳白色时即可装碗食用。

这么多百合食疗方，我想大家一定不会吃腻。另外，当考试临近的时候，面对紧张焦虑的情绪，我们还可以进行心理调节。比较简单的如深呼吸法：焦虑不安时闭上眼睛，慢慢用鼻子吸气，口鼻呼气，反复三到五次。期间有意识地想一件开心的事情，尽量真实而具体，并反复自我

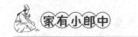

暗示:"不要着急""放松、放松",几分钟后,情绪就会平稳。

正如鲁迅先生所说,"真的勇士敢于直面惨淡的人生,敢于正视淋漓的鲜血",面对困难我们一定要敢于直面,不要被恐惧压倒,等到我们克服后就会发现一切困难都不过是"纸老虎"而已。

# 学习压力大，易得偏头痛

在《三国演义》中，曹操因为压力大，患了头风（也就是现在的偏头痛），每次遇见烦心事，曹操就头痛欲裂。

偏头痛是一种常见的慢性神经血管性疾患，因常发于单侧，所以被称之为"偏头痛"，此病多起于儿童期和青春期，女性要比男性更容易患。

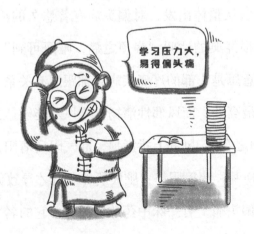

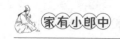

专家表示，偏头痛的主要诱发因素是精神、心理压力大。作为同学们，虽然每天不像曹操那样国务缠身，但是学习的压力也并不比曹操低多少。而且各种考试轮番上阵，让人的大脑神经经常处于紧张状态，从而导致偏头痛的发生。

因为情绪是偏头痛的主要诱因，所以西医对此毫无办法，只能开几片止痛药草草了事。止痛片虽然有效，但是治标不治本，吃止痛药，刚开始有效，吃久了，当身体出现耐药性后不但止不住疼痛，而且之后药物的副作用也会随之出现，如胃炎、出血、溃疡、肾炎等，甚至会引起药物性头痛。

而中医从整体出发，对偏头痛有着悠久的治疗历史。中医有句很经典的话叫"巅顶之痛，唯风可到"。巅顶就是头部，意思是头部的疼痛疾病，都跟风有关系。因为头部为人体最高处，而风邪性清扬，唯风邪能够达到。而且"头为诸阳之会"，风邪上扰巅顶，邪气阻碍清阳，经络被遏则气血逆乱，痰瘀阻络，脑失所养所以才导致偏头痛。

对付偏头痛，有一味中药效果很好，它的名字叫"天麻"，适于各型偏头痛。天麻质润多液，能养血息风，可治疗血虚肝风内动的头痛、眩晕。现代药理研究表明，天麻液对三叉神经痛、血管神经性头痛、脑血管病头痛、中毒性多发性神经炎等都有明显的镇痛效果。

这里推荐一个食疗方，长期服用可以通络活血，息风止痛。大家早上应该都有吃鸡蛋的习惯，鸡蛋一直有"全营养食品"的美称，一天吃一枚鸡蛋能为身体提供充足的营养。我们可以将原始的鸡蛋做法改良一下，用天麻来煮鸡蛋，取天麻片 30 克，鸡蛋 3 个，水 1000 克。先将天麻片放锅内加水煮 30 分钟后，放入鸡蛋煮熟后即可食用。

如果事先把鸡蛋清洗干净，可以把天麻汤也一块喝了。这顿早餐不但能充饥，还顺便把头痛给预防了。

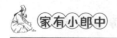 

第七节

# 清肝明目，让眼睛不再干涩疼痛

眼睛是心灵的窗户，同时也是人类唯一的视觉器官。我们之所以能欣赏这五彩斑斓的世界，就是得益于"目能视"。

但是眼睛也是一个有生命的器官，同样需要休息。可很多时候，我们为了多做几道题，多看几页书，而抛眼睛

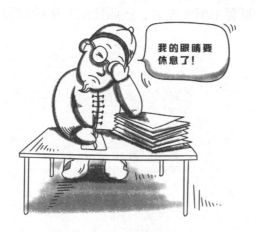

我的眼睛要休息了！

于不顾，倒是用眼过度，从而出现眼睛干涩，甚至红肿疼痛。

中医认为"肝开窍于目"，是说肝的精气通于目，而双目又靠肝血滋养。长期疲劳工作，损耗肝阴，肝阴不足则眼睛干涩，同时肝阳偏盛而生火，引起目赤肿痛。

中医上有个治法叫"清肝明目"，也就是说清肝方可明目。对付眼睛干涩疼痛，我们可以用桑叶 10 克、菊花 10 克、决明子 6 克。将三者放入锅中煎水或放入杯中加入开水做代茶饮。

桑叶味苦，性寒，能清肝养肝、疏散风热。菊花也有疏风、平肝之功。决明子以其有明目之功而得名，具有清肝火、祛风湿、益肾明目等功能。决明子还有一个名字叫"还瞳子"，就是常饮决明子可以还你一双健康的眼睛。临床实验证明，喝决明子茶可以清肝明目、防止视力模糊、降血压、降血脂、减少胆固醇等。

此茶饮方有清肝明目的功效，如果喝不完，还可以用来洗眼，能很快缓解眼部疲劳。

肝主目，而青色入肝经，保护好我们的眼睛可以多吃一点青色、绿色的蔬菜。同时还要要培养良好的用眼习惯。平时要多眨眼睛，促进眼泪的分泌，最好每隔 1 小时休息 5~10 分钟，转动眼睛，从近处看向远处，帮助眼球周围的肌肉放松。

总之，一双炯炯有神的大眼睛能为一个人增色不少，大家一定要保养好，不要让"心灵的窗户"蒙上灰尘。

## 第八节

# 同学，别郁闷，开心点好吗

同学们正处在青春期前后，这段时间不仅是身体的成长期，也是性格的变化期，会遇到很多烦心懊恼事，以及没有办法跟家长、同学沟通的事。这时候，就会有一种感觉，那就是"郁闷"。中医认为，气郁跟肝有关。

人体"气"的运行主要靠肝的调节，气郁主要表现在

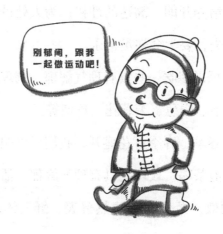

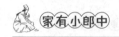

肝经所经过的部位气机不畅，所以又叫"肝气郁结"。同时，肝气又有调节情志的功效，肝气郁结则心情不舒畅。

气郁应该从"肝"入手来处理，中医叫"疏肝解郁"，通过饮食、药物、情志恢复肝气疏泄功能，解除郁积。

俗话说"笑一笑十年少"，舒畅的心情是万能的保健药。对于感到郁闷的同学，更应该从精神上进行调养。事实上，这类同学多性格内向，缺乏与外界的沟通，情志不达时精神便处于抑郁状态，所以应该多参加社会活动、集体活动，常看喜剧、滑稽剧以及富有鼓励和激励意义的电影、电视；多听轻快、明朗、激越的音乐，以提高情志；多读积极的、鼓励的、富有乐趣的、展现美好生活前景的书籍，以培养开朗、豁达的性格；为人处世不要斤斤计较，患得患失，要学会知足常乐。

此外，可以多吃一些具有理气解郁、调理脾胃功能的食物，如萝卜、洋葱、茉莉花、玫瑰等。

肝对应春季，春季百花盛开，我们可以顺应天时，采摘一些鲜花泡茶喝。玫瑰花具有理气解郁、活血散瘀、调经止痛的功效；茉莉花有清热解表、舒发体内郁气的作用。将采摘的玫瑰花和茉莉花洗净晒干，取玫瑰花 20 克，茉莉花 20 克，开水冲泡 5 分钟即可。此花茶特别适合气郁体质者饮用，对改善心情抑郁有很好的帮助。

在五行中，肝属木，而木有条达、舒展的特性，我们养肝也应该顺应这种特性，多舒展形体，开展适合时令的户外活动，如散步、踏青、打球、打太极拳等，既能使人体气血通畅，促进吐故纳新，强身健体，又可怡情养肝，达到护肝保健的目的。